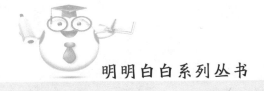

明明白白系列丛书

药——千错万错别吃错

陈 勇 刘丽宏 主 编

U0218865

中国协和医科大学出版社

图书在版编目（CIP）数据

药：千错万错别吃错／陈勇，刘丽宏主编. —北京：中国协和医科大学出版社，2016.3

ISBN 978-7-5679-0514-6

Ⅰ. ①药… Ⅱ. ①陈… ②刘… Ⅲ. ①用药法 Ⅳ. ①R452

中国版本图书馆 CIP 数据核字（2016）第 027138 号

明明白白系列丛书

药——千错万错别吃错

主　　编：陈　勇　刘丽宏
责任编辑：许进力　高淑英

出版发行　中国协和医科大学出版社
　　　　　（北京东单三条九号　邮编 100730　电话 65260378）
网　　址：www.pumcp.com
经　　销：新华书店总店北京发行所
印　　刷：北京佳艺恒彩印刷有限公司

开　　本：710×1000　1/16 开
印　　张：16. 25
彩　　页：2
字　　数：180 千字
版　　次：2016 年 5 月第 1 版　2016 年 5 月第 1 次印刷
印　　数：1—3000
定　　价：36. 00 元

ISBN 978-7-5679-0514-6

明明白白系列丛书

药——千错万错别吃错

主　编　陈　勇　刘丽宏

副主编　张　征　戎　明

编委会（以姓氏笔画为序）：

于　华	于晓佳	王华光	王国惠	王　铮
孔繁翠	史　红	包江霞	冯文利	司徒伟
戎　明	朱　莹	刘丽宏	刘利华	刘　磊
闫　迎	许　卫	苏　晔	李丽华	李学萍
李　盟	杨　瑾	邱　爽	邱　葵	何翠萍
沈　羽	张东肃	张佳丽	张　征	陈阳育
陈　勇	陈　罡	陈　慧	罗　薇	周　虹
单　佳	郎　宇	宫丽丽	祝　锦	徐佳佳
康　健	梁雪文	靳卫东	德冬梅	薛欣欣

中国协和医科大学出版社

主编简介

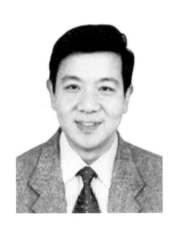

陈勇，现任首都医科大学附属北京朝阳医院执行院长、党委副书记，中医科主任医师，从事医疗、管理工作27年余，是全国著名老中医陈彤云的学术继承人，北京市中医管理局培养的首批"125"中医药人才。曾在北京中医医院、北京市中医管理局工作，参与调研、起草北京市医改方案、北京市公立医院改革方案。北京朝阳医院作为北京市公立医院改革综合试点单位，首家试点公立医院法人治理，陈勇成为医院实行法人治理后的第一任执行院长，是北京市公立医院改革试点工作的亲历者和执行者。

长期从事中医、中西医结合方法治疗痤疮、黄褐斑等损容性皮肤病及瘙痒性、过敏性皮肤病、银屑病及湿疹皮炎。发表论文十余篇，参与编写《美容中医学》等专著六部。参与编写国家中医药管理局《中医病证诊断疗效标准》（负责编写"皮肤真菌病""动物性皮肤病"等内容）、国家中医药管理局《中医医院分级评审技术标准（修订）》、国家中医药管理局"中医全科医师培训大纲"（皮肤科专业）。

现任北京中医药学会副会长、常务理事，北京中医协会常务理事，北京医学伦理学会常务理事等社会兼职。

主 编 简 介

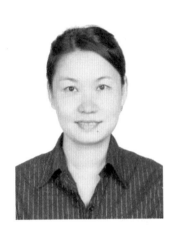

　　刘丽宏，主任药师，教授，博士生导师，首都医科大学附属北京朝阳医院总药剂师、药事部主任，药物临床试验机构副主任，Ⅰ期药物临床试验研究室主任。中国医院协会药事管理专业委员会委员、中国女医师协会常务理事及药学专家委员会主任委员、北京药学会理事、北京市临床药理专业委员会理事、北京医学会临床药学分会第一届委员会常务委员、北京药理学会生殖药理专业委员会副主任委员、北京药学会老年药学分委会委员、中国药学会科普工作委员会委员、中国药理学会治疗药物监测研究专业第一届委员会委员、国家科学技术奖励评审专家库专家、《中国医院用药评价与分析》《中国临床药理学杂志》编委等。

　　多年来主要从事分子药理学、放射毒理学、药物基因组学、药物代谢动力学等研究。承担国家科技部重大新药创制、国家自然科学基金、863课题等多项课题，获得课题资助2000余万元。近5年来，共发表SCI论文15篇，在核心期刊发表文章100余篇，申请发明专利7项。获军队医疗成果三等奖3项，军队科技进步三等奖1项。

　　先后荣获全国"三八红旗手""全国十大和谐贡献女性"、北京市"三八红旗奖章""首都优秀医务工作者"、北京药学会"优秀药师""第二炮兵抗震救灾先进个人""第二炮兵科技工作先进个人"等光荣称号。

前　言

　　健康是人体的第一需要，身体功能良好、精神健康、心情愉悦才能够有质量地生存。随着我国社会经济的不断发展，人民群众对健康的关注度不断提升，对健康科普知识的需求也不断增加，为他们提供科学专业、深入浅出的信息，是我们医学同仁的社会责任。

　　这是一本关于各种疾病知识、药品知识、用药注意事项和生活健康知识的书籍。本书涉及范围极广，不仅对各种治疗常见疾病的药物使用注意事项进行了详尽的叙述，还对目前老百姓对药品和健康知识常见的错误认识进行了纠正。全书力求用通俗易懂的语言，对各个年龄层次读者可能遇到的用药问题进行了深入浅出的阐述，本书具有针对性和实用性，告诉了读者许多简单易学的用药方法、注意事项和健康知识。

　　本书有五大特点，第一是内容涉及的范围广，既涵盖了呼吸、内分泌等系统的常见疾病和对应药物，也包括了日常生活中常见疾病的用药注意事项及生活方式误区；第二是接地气，采用了生活中的日常语言，深入浅出，让大家都能看懂；第三是具有针对性，本书中的孕产妇、婴幼儿用药、老年人的用药注意事项，这些题目都是日常生活中非常常见的、实用的；第四是实用性强，本书涵盖了很多中医中药和日常防病保健的知识，起到防病和治病的双重作用；第五是便于检索，使用了问答式的结构，读者在需要时可以迅速找到所需要的答案。

　　全书共四百余个问题，每一个问题，虽然字数不多，但并非空洞的说辞，都有着很强的实用性，是药师在工作实践中总结的结晶。这本书源自几年前朝阳医院药事部青年药师的科普活动，在各级领导的支持下成立了朝阳医院药事部健康科普团队。团队的宗旨就是以简明的语言，阐述复杂的医药问题；以丰富的知识，吸引广大的读者；跟随热点话题，发出药师的声音；发挥自身优势，引导健康正确的生活方式。在五年中，经过几十位中青年药师的共同努力，我们的健康科普团队积累了大量有内容、有质量、有水平的科普文章，在协和出版社的帮助下，数易其稿，将其结集出版。我们真切的希望，这本书能够让读者受益，哪怕是一点点，这就是我们朝阳医院药师们和健康服务者的最大的动力。

编　者

2016 年春于北京朝阳医院

目　录

药品知识篇

三高（高血压、高血脂、高血糖）用药篇

消化系统疾病用药篇

呼吸系统疾病用药篇

中药篇

孕妇、哺乳期妇女及儿童用药篇

老年人用药篇

合理用药篇

生活保健篇

药品知识篇

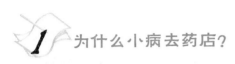

1　为什么小病去药店?

在日常生活中，当我们得了一些类似于感冒、发热、头痛、牙痛等一些能够进行自我诊断的疾病后，可去附近的药店购买一些对症的药品，经使用之后可达到治愈或缓解疼痛的效果。例如，普通感冒可选用新康泰克（复方盐酸伪麻黄碱缓释胶囊）、恺诺（酚麻美敏胶囊）、泰诺片（酚麻美敏片）等；发热患者体温超过 38.5℃ 以上可选用泰诺林（对乙酰氨基酚缓释片）等；头痛、牙痛可选用芬必得（布洛芬缓释胶囊）等。

这种做法的好处很多，首先能够及时控制病痛，不必因将时间花费在去医院的路途上而忍受病痛；其次，经济合理，有时感冒、发热一去医院就得花几百元，如果得了小病去药店的话，那么花钱的主动权就掌握在自己的手上了，可根据自己的经济条件选择药品；再者能减少国家医药费用开支，减轻医院的压力。如果绝大多数人能基本做到小病去药店，那么医药费开支过重，看病难这两大问题肯定会有一个大的改观。当然，只有在不延误病情，不耽误治疗的前提下，"小病去药店"这一做法才可行。

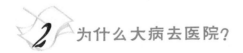

2　为什么大病去医院?

"大病去医院"这是每个人都熟知的道理。当我们患了一些类似于心脑血管疾病等需临床医生诊断才能确定的疾病时，就应该提早去医院进行检查和治疗。因为医院里有临床经验丰富的医生，有各种现代化的检查和治疗设备以及护理人员的专业护理，再加上品种齐全的药品，这些都是家中小药箱和药店所不能相比的。只有早发现、早诊断、早治疗，一些大病、重病、疑难病才可能避免或及时得到治疗。

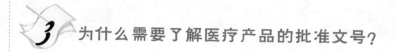

3 为什么需要了解医疗产品的批准文号？

随着我国市场经济的发展，居民生活水平的提高，患者对医疗产品的需求也越来越多。目前在市场上的医疗产品也是各种各样，根据用途和功效的不同，这些医疗产品大致可以分为药品、保健品、消毒产品和医疗器械等。这些医疗产品的功效用途各不相同，但是患者如何来分辨其中的区别呢？最简单的方法就是利用其批准文号的不同。

4 医疗产品的批准文号有什么区别？

我们常见批准文号有以下几种：国药准字、卫消字、卫消证字、卫食证字、国食健字。

这些批号总的可以分为两大类，国药准字、卫消字、国食健字为一类，分别代表了药品、消毒产品、保健食品进入市场销售使用的法定证明文件，相当于身份证号，一个批号对应一种产品。这些产品必须在包装上注明此批准文号。卫消证字和卫食证字是另外一类，是卫生行政部门根据国家规定，对符合法规要求的消毒产品和食品生产企业颁发的卫生许可证的编号。此种标号对应的是企业。

5 药品对应的国药准字批准文号有什么意义？

根据《中华人民共和国药品管理法》的规定，药品是指用于预防、治疗、诊断人的疾病，有目的地调节人的生理机能并规定有适应证或者功能主治、用法和用量的物质，包括中药材、中药饮片、中成药、化学原料药及其制剂、抗生素、生化药品、放射性药品、血清、疫苗、血液制品和诊断药品等。

从以上定义可以看出，药品直接与疾病相联系，有适应证或功能主治。这是药品与保健品、消毒产品的根本区别，也是为什么保健品、消毒产品不能替代药品使用的原因。国家对药品的安全性、有效性都有着严格的审批和监管，这也是其他产品所不能相比较的。

为了保障人民群众用药安全有效、使用方便，国家对药品实行处方药和非处方药分类管理。处方药必须凭医师处方才能购买，而非处方药不需要处方即可自行判断、购买和使用。非处方药有其独特标识，即"OTC"标志。

举例来说，某北京药厂的维生素 C 片，它属于药品，包装盒正面印有"批准文号：国药准字 H11021503"，右上角印有"OTC"标志。

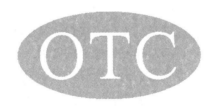

保健品对应的国食健字批准文号有什么意义？

标有国食健字的保健食品，是指表明具有特定保健功能的食品。即适宜于特定人群食用，具有调节机体功能，不以治疗疾病为目的的食品。它的外包装上有蓝色草帽样标志，标志下方为批准文号和批准部门。市面销售的如灵芝孢子粉、洋参含片、蜂胶软胶囊等即属于此类。消费者可以登录国家食品药品监督管理局网站"数据查询"栏目进行查询。

 消毒产品对应的卫消字号批准文号有什么意义？

卫消字号是消毒产品的批准文号，消毒产品也不是药品，不具备调节人体生理机能的功效，与药品有着明显的区别。

某品牌消毒片属于消毒剂类消毒产品，根据卫生部颁布的《消毒产品标签说明书管理规范》，必须同时标注产品卫生许可批件号和生产企业卫生许可证号。因此，其包装正面标注了批准文号：卫消字（2001）第0048号，反面标注卫生许可证号：京卫消证字（2008）第0135号。

根据卫生部颁布的《消毒产品标签说明书管理规范》，消毒剂禁止标注广谱、速效、无毒、抗炎、消炎、治疗疾病、减轻或缓解疾病症状、预防性病、杀精子、避孕；禁止标注无检验依据的使用范围、剂量及方法，无检验依据的杀灭微生物类别和有效期；禁止标注用于人体足部、眼睛、指甲、腋部、头皮、头发、鼻黏膜、肛肠等特定部位的内容。

为什么说药品不同于普通消费品？

药品不同于普通消费品，它具有自己的特性。

首先，它具有生命关联性，这也是药品区别于其他商品的本质特征。药品是用于预防、治疗、诊断人的疾病，有目的地调节人的生理机能并规定有适应证或者功能主治、用法和用量的物质。药品的正确选择和使用与疾病的预防、治疗和诊断息息相关，是挽救生命所不可或缺的。

其次，药品具有高质量性。药品作为特殊商品只有合格品与不合格品的区分，而没有优质品与次等品的划分。国家对药品研究、生产、流通等环节均实行质量管理规范认证制度，从全过程控制药品质量安全，以保证药品质量。

再次，药品具有高度的专业性。不同药品的适应证、禁忌证、用法用量、不良反应等大相径庭，需要具有专业知识的医师或药师针对患者情况制定个体化用药方案。患者只能被动接受而不能自主选择，更无确认其真伪、优劣的能力，必须通过医师、药师的指导才能正确地使用。

最后，品种多样性。药品的定义中明确指出，药品包括中药材、中药饮片、中成药、化学原料药及其制剂、抗生素、生化药品、放射性药品、血清、疫苗、血液制品和诊断药品等。我国 2015 年版药典共收载 4761 个品种，患者自己是无法从如此之多的药品中进行正确辨别和选择的。

总之，药品不同于普通消费品，它具有自己的特性。患者不能完全正确地自主选择，需要在医师或药师的指导下才能合理应用，不能盲目地自我药疗。

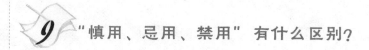

9 "慎用、忌用、禁用" 有什么区别?

大家在阅读药品说明书时，经常可以看到"慎用、忌用、禁用"等词语，往往弄不清楚其中的区别，其实这三个词使用上是很有讲究的，往往代表着用药后果的严重程度。

"慎用"是指药品用于人体后可能会引起不良反应，应谨慎使用，但不等于不可使用。使用后应留心观察，如出现不良反应应立即停用。老人、孕妇、儿童及肝肾功能不良者使用此类药物时就应当特别谨慎。

"忌用"即避免使用。有些药品的不良反应比较明确，不适宜服用的人用后发生不良后果的可能性较大。若病情急需，应选择药理作用相类似、不良反应较小的药品代替，也可合并其他药来对抗其副作用。如磺胺类药物对肾脏有损害作用，肾功能不良者忌用；异烟肼对肝细胞有损伤作用，肝功能不良者应当忌用。

"禁用"即绝对禁止使用。如果使用就会出现严重不良反应。如青霉素过敏者绝对禁止使用该类药物。胃溃疡患者禁用阿司匹林，否则可能造成胃出血。

10 药物能否混着用?

我们家庭的小药箱里，往往都有很多治疗感冒、胃痛或腹泻等常见病的药物。但是这些药物同时服用时，可能会因为其化学性质、作用机制的不同造成药效的下降、副作用的增加，严重时甚至危及生命。以感冒为例，药店里所能买到的治疗药物多达几十种，可其中的成分都是相似的，多含有对乙酰氨基酚、伪麻黄碱等成分，如果同时服用多种感冒药，则会导致药物过量，长期过量甚至可能导致肝损伤。治疗腹泻的常用药物——微生态制剂（整肠生、金双歧、妈咪爱、培菲康等）与抗生素合用时，注意应间隔 2 小时服用，避免药效丧失。

在日常生活中，我们可能会同时患有两种或两种以上疾病，需要服用多种药物，这个时候需要咨询医生或者药师，避免药物相互作用带来的危害。例如，抗过敏药（特非那定、阿司咪唑），与咪唑类抗真菌药（酮康唑、伊曲康唑）、大环内酯类抗生素（红霉素、克拉霉素）并用后会发生严重的心脏毒性。

11 药物能否掰开或掰碎服用？

片剂最常见的有普通片、包衣片、缓释片和控释片等几类。普通片一般可以掰开或掰碎服用，并不影响药效。包衣片主要是一些口味较苦、异味较大或是需要在特定的环境下如肠道中溶解的药物，如果掰开服用，会使药片刚进胃部就被溶解，无法安全抵达肠道。这不仅会影响药物正常发挥药效，还会刺激胃黏膜，所以不能掰开服用。缓释片和控释片通常含有的药量是普通片的几倍，如果掰开服用会造成药物的迅速释放，体内药物浓度骤然上升，从而引起药物中毒。

12 加倍剂量服药或缩短服药间隔的危害是什么？

加倍剂量服药或缩短服药间隔，人为造成用药剂量过大，容易造成肝、肾受损。有句俗话"是药三分毒"，是有一定科学道理的，大多数药物都需要在肝肾代谢排泄。如果某种药使用时间过长、剂量过大，都有导致肝肾损害的可能。还有一些安全剂量范围窄、毒副作用强的药物，如地高辛、苯妥英钠、氨茶碱等，加倍剂量服用，可导致严重的药物中毒，甚至危及生命。如果降压药物和降糖药物加倍服用，就会导致可能威胁生命的低血压和低血糖。

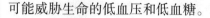 为什么需要适宜的服药时间和间隔？

　　采用正确服药时间和间隔，是为了保证药物的疗效，减少或规避药物不良反应。科学的服药间隔是将一天的 24 小时除以服药次数，例如，一日 3 次，就是应该每隔 8 小时服药 1 次；一日两次即为每隔 12 小时服药 1 次。如果每日 3 次采用了早、中、晚的服用方法，即在用餐时间服用，就会使药物的吸收过程主要在白天完成，白天的药物浓度较高，不良反应也就随之增加；而夜间药物浓度会过低，会影响疗效。但是降糖药的服用是例外，血糖的高低与进食有关，降糖药服用时需要按照进餐时间进行。

　　在掌握好服药间隔的基础上，还应该根据所患疾病及所用药物情况，合理调整服药时间。以激素类药物为例，人体肾上腺皮质激素的分泌高峰在上午 7~10 时，故采用早晨一次服药为宜，可减少对机体内源性皮质激素分泌的抑制。服用补钙药（如钙尔奇 D、碳酸钙）宜在临睡前，因人体的血钙水平在午夜至清晨最低。故临睡前服用可使钙得到充分的吸收和利用。

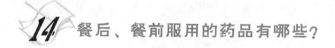 餐后、餐前服用的药品有哪些？

　　格列齐特、格列吡嗪、格列喹酮等磺脲类降糖药，必须在饭前 30 分钟服用；阿卡波糖（拜唐苹）则需要与第一口饭同时服用；二甲双胍由于对胃有刺激，故需要在饭后服用。胃黏膜保护剂（如氢氧化铝）为了形成保护膜，促胃动力药（如吗丁啉）为了发挥其药效，抗生素（如阿莫西林、头孢拉定）为了避免进食对药物吸收的影响，均需要在

饭前服用。阿司匹林等非甾体抗炎药由于对胃有刺激，则需要在饭后服用。

 服用药物期间能吸烟吗？

服用任何药物后的 30 分钟内都不能吸烟。因为烟碱会加快肝脏降解药物的速度，导致血液中药物浓度不足，难以充分发挥药效。试验证实，服药后 30 分钟内吸烟，血药浓度约降至不吸烟时的 1/20。

 哪些药物不能与食物同服？

（1）"黄连素"遇到"茶"　茶水中含有约 10% 鞣质，鞣质在人体内分解成鞣酸，鞣酸会沉淀黄连素中的生物碱，大大降低其药效。因此，服用黄连素前后 2 小时内不能饮茶。

（2）"布洛芬"遇到"咖啡、可乐"　布洛芬（芬必得）对胃黏膜有较大刺激性，咖啡中含有的咖啡因及可乐中含有的古柯碱都会刺激胃酸分泌，所以会加剧布洛芬对胃黏膜的毒副作用，甚至诱发胃出血、胃穿孔。

（3）"抗生素"遇到"果汁"　服用抗生素前后 2 小时内不要饮用果汁。因为果汁（尤其是新鲜果汁）中富含的果酸会加速抗生素分解，不仅降低药效，还可能生成有害的中间产物，增加毒副作用。

（4）"钙片"遇到"菠菜"　菠菜中含有大量草酸钾，进入人体后电离出的草酸根离子会沉淀钙离子，不仅妨碍人体吸收钙，还容易生成草酸钙结石。专家建议服用钙片前后 2 小时内不要进食菠菜，或先将菠菜煮一下，待草酸钾溶解于水，将水倒掉后再食用。

（5）"抗过敏药"遇到"奶酪、肉制品"　服用抗过敏药物期间忌

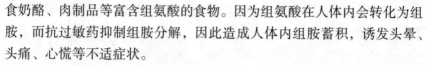

食奶酪、肉制品等富含组氨酸的食物。因为组氨酸在人体内会转化为组胺，而抗过敏药抑制组胺分解，因此造成人体内组胺蓄积，诱发头晕、头痛、心慌等不适症状。

（6）"止泻药"遇到"牛奶" 服用止泻药物，不能饮用牛奶。因为牛奶不仅降低止泻药药效，其含有的乳糖成分还容易加重腹泻症状。

（7）"苦味健胃药"遇到"甜食" 苦味健胃药依靠苦味刺激唾液、胃液等消化液分泌，促食欲、助消化。甜味成分一方面掩盖苦味、降低药效，另一方面还与健胃药中的很多成分发生络合反应，降低其有效成分含量。

（8）"利尿剂"遇到"香蕉、橘子" 服用保钾利尿剂期间，钾会在血液中滞留。若同时再吃富含钾的香蕉、橘子，体内钾蓄积更加严重，易诱发心脏、血压方面的并发症。

（9）"维生素C"遇到"虾" 服用维生素C前后2小时内不能吃虾。因为虾中含有丰富的铜会氧化维生素C，令其失效；同时，虾中的五价砷成分还会与维生素C反应生成具有毒性的"三价砷"。

（10）"滋补类中药"遇到"萝卜" 滋补类中药通过补气，进而滋补全身气血阴阳，而萝卜有破气作用，会大大减弱滋补功效，因此，服用滋补类中药中的补气药期间忌食萝卜。

（11）"降压药"遇到"葡萄柚汁" 服用降压药期间不能饮用葡萄柚汁。因为葡萄柚成分会影响肝脏中某种酶的功能，而这种酶与降压药的代谢有关，将造成血液中药物浓度过高，副作用大大增加。

（12）"多酶片"遇到"热水" 酶是多酶片等助消化类药物的有效成分，酶这种活性蛋白质遇热水后即凝固变性，失去应有的助消化作用，因此服用多酶片时最好用低温水送服。

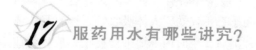

17 服药用水有哪些讲究？

吃药时难免要喝水，用什么样的水、多少水来送服药物才科学呢？

用白开水送服药物是个常识，但有些人喜欢用50~60℃或以上的热水服药。殊不知，部分药品遇热后会发生物理或化学反应，进而影响疗效。如助消化类药物、维生素类、止咳糖浆类、含活性菌类、清热类中成药，如果用热水服用均易使药物活性成分丧失。

又如，六味地黄丸是常用的中成药，由六味中药组成，有滋补肾阴的功效，常用于治疗肾阴不足、头晕耳鸣、腰膝酸软、盗汗遗精等病证。六味地黄丸多为蜜丸，通常人们会用温开水送服。其实，最好的方法是用温的淡盐水。六味地黄丸用淡盐水送服，就是中药与药引的配伍。食盐也是一味中药，其味咸性寒，有清火、凉血、解毒的作用。因其味咸，可引药入肾，所以可以作为药引，帮助六味地黄丸直达病变处，更好地发挥补肾的作用。其他宜用淡盐水送服的中成药还有：金锁固精丸、四神丸、黑锡丹、大补阴丸、左归丸、左磁丸、虎潜丸等，多为治疗肾虚的药物。

此外，矿泉水在我们的生活中越来越普遍了，但用矿泉水送药其实是不科学的。因为其中存在一些矿物质对有些药物也会有影响。所以尽量不要用矿泉水送服药物。

18 服用一般药物的饮水量是多少？

要根据服用药物的性质和剂型特点来调整饮水量。一般服药时饮水量应以足够将药物咽下为宜。一般片剂150~200ml水即可，胶囊则喝水量大一些，因其易附着在食管上。有一些药物服用时，要少喝水甚至不能喝水。如硝酸甘油舌下片，含服时间要控制在5分钟左右，含后30分钟不宜吃东西喝水，以免影响药物吸收。服用止咳糖浆时如果喝水，将冲淡咽部的糖浆，影响止咳效果。L-谷氨酰胺呱仑酸钠（麦滋林）等保护胃黏膜的药物，因需要在胃部形成保护层，不要喝水过多，影响药物作用。而服用磺胺类药物需要大量喝水，因为易在尿中形成结晶引起刺痛。还有一些情况是根据病情来定的，如腹泻时服用口服补液盐、发热时服用退热药需要多喝一些水，则是因为腹泻需要补充体内水分，退热出汗会丧失水分的原因。总体来讲，人在服用药物时，每日的饮水量应多一些，目的是防止药物性肾损伤。

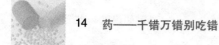

19 为什么说服药还是用水好？

对于绝大多数药物来说，切记还是用温开水送服最安全。有些人喜欢用茶水、果汁、汽水、牛奶等液体送服，这样在服用某些药物时，可能会造成药效下降、丧失，甚至药物中毒。

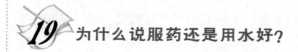

20 为什么说果汁送服药物隐患多？

加拿大研究人员报告，用柚子汁、橙汁和苹果汁送服药物会影响人体吸收，降低或增强药效，不能达到治疗效果。

如抗组胺药非索非那定，相对于用水服药的患者，用柚子汁服药的患者体内只吸收了一半药物。柚子汁中的柚皮苷、橙汁及苹果汁中所含类似物质会阻碍一种名为 OATP1A2（有机阴离子转运多肽 1A2）的膜转运蛋白分子，阻碍部分药物从小肠输送到血液。治疗重症时，药物成分流失更会引起危重状态。

同时用柚子汁送服药物也可使人体内药物水平升高，造成药量过多。如用柚子汁送服治疗晚期乳腺癌的药物拉帕替尼，可抑制拉帕替尼的药物代谢，此时剂量可适当减少。

迄今已确认将近 50 种药物会与果汁发生反应。如小儿发热时常用的退热药，治疗高血压和预防心脏病的 β 受体阻滞剂，抗排异反应的环孢霉素，抗感染的红霉素、麦迪霉素以及碱性药物碳酸氢钠、氢氧化铝等。

因此，在不确定果汁成分与药物反应之前，我们应尽量用温水送服药物，不要用果汁或其他酸性饮料送服。

21 可以使用茶水送服药物吗？

一般情况下，医生嘱咐患者不要用茶水送服药物，这主要是考虑茶中的鞣酸与药物有效成分易发生化学反应，或者茶中咖啡因等成分直接影响药物疗效。

如米诺环素、多西环素、螺旋霉素；麦迪霉素、罗红霉素、阿奇霉素；生物碱麻黄素、阿托品；苷类洋地黄、地高辛、人参、黄芩；抗结核药利福平；阿司匹林、催眠药等都会与鞣酸发生反应，不能用茶水送服。茶类饮料中的鞣酸成分，可使许多抗生素失去抗菌活性；心脏病患者服用洋地黄抗心衰，若与茶水同服，可出现吃药无效；治疗贫血的药物硫酸亚铁和枸橼酸铁铵等，各种助消化药物如胃蛋白酶、淀粉酶、胰酶、酵母、乳酶生等，人参、黄连、黄柏、麻黄、元胡、防己等中药材，与茶水同服，均可降低药效。

但在某些情况下，用茶水送药也有可取之处。以抗过敏药为例，在服用马来酸氯苯那敏（扑尔敏）、盐酸曲吡那敏（去敏灵）、苯海拉明、赛庚啶以及含有抗过敏成分的感冒药时，多数人白天会感到困倦乏力，不能正常工作。若用茶水送服，能不同程度地消除这些不适。

22 为什么说牛奶不宜送服药物？

用牛奶送服药物同样会影响某些药物的治疗效果。服用四环素、土霉素等抗生素时，用牛奶送服，牛奶中的钙可与它们结合成不溶性螯合物而影响吸收，进而降低药物的疗效，甚至完全失效。牛奶中所含的钙能增加强心苷（洋地黄、地高辛）的毒性，心衰患者服用洋地黄、地高辛等药物治疗时，喝大量牛奶，容易产生中毒反应，甚至发生意外。

 23　为什么要妥善保存药品？

在日常生活中，每个家庭都习惯储备一些常用药品，以备不时之需。药品的储存是有一定要求的，如保管不当，药品就可能变质，误服后轻则药效下降或无效，重则会影响患者健康或加重病情。

作为一名药师，在工作中经常遇到由于患者药品保存不当致使药物失效的情况。例如，前不久药房接到患者投诉：前一天在药房取的降血脂药——多烯酸乙酯软胶囊，在打开药瓶时发现软胶囊均粘连在一起，已无法使用。经询问得知，患者在取完药后，未仔细阅读药品说明书（说明书提示：此药应储存在不超过 20℃的干燥阴凉处），而是直接将药品放到汽车里，车内温度高，致使药物变质失效。由此可见，药品比人更"怕"热。只要稍稍高一点的温度就能使疫苗、血清、酶制剂等生物制剂中的蛋白质变性而降低它们的药效。有些胶丸发生变形粘连也是温度的"杰作"。因此，如何保管药品，对保证药品的质量至关重要。

24　如何妥善保存药品？

（1）首先要仔细阅读药品说明书，按药品说明书上规定的条件正确储存。

（2）给药品找个舒适的家。不一定非要用医用药箱来贮藏药品，一个普通的整理箱就可以收纳它们，然后将整理箱放置在阴凉、干燥处，就可以满足绝大多数药品保存所要求的避光、避热、避湿的环境，并且方便取用。

（3）环境因素对药品的质量影响很大，许多药物易吸湿、易氧化或易挥发，这些药物是需要密闭保存的。在取用后请旋紧瓶盖，若片剂、胶囊或胶丸是水泡眼包装，则应在服用前才将其从铝箔中取出。

（4）要经常查看药品的有效期。有时在我们需要用某种药品的时候，打开药箱发现药物已经过期了。过期药还可以继续使用吗？不可以，药物过期后其药效会下降，且有些成分分解或氧化后可能会产生一些有害物质，因此，药物过期后一定要及时丢弃，不再使用。

（5）要定期清理家庭小药箱。在清理时可以做一些简单的外观检查，与药品说明书上"性状"比较，家中存储的药品如发现不符合说明书要求的，则不能继续使用。

此外还要注意，药品应放于儿童够不到的地方，以免误食，发生危险。家中若存放有毒性药品或腐蚀性强的药品，一定要贴好标签，并严密保管，存放在比较安全的地方，以防错用发生危险。

 ## 药品保存中的冷藏、阴凉和避光指的是什么？

药品保存中所说的冷藏，是指 2~10℃，不能误认为温度越低越好，尤其是水针剂，眼药水等在 0℃ 以下，容易冻裂；还有家中常见的止咳药水，一旦开封未用完，就很容易受到细菌污染，放在冰箱中才能确保安全。阴凉处保存，是指保存温度不超过 20℃，当然也不能低于 0℃。避光是因药物受光照射后，易氧化分解，直接影响药品的质量，故需避光保存的药品要避免日光直接照射，存放于阴暗处或放置于棕色瓶中或用深色纸包裹。

26 需要保存于冰箱的药物有哪些？

各种疫苗、血清、抗毒素、干扰素等生物制品是需要低温（2~8℃）保存的。其中最常见的是糖尿病患者使用的胰岛素，它是糖尿病患者控制血糖最有效的药物。很多患者朋友经常向我们询问怎样正确保存胰岛素，尤其在温度较高的夏季，正确保存胰岛素就显得尤为重要。现在临床上应用的胰岛素种类很多，有些是使用注射器直接注射，有些是用注射笔注射，它们的保存稍有不同。未使用过的胰岛素注射液均应放在冰箱中冷藏保存，而使用中的胰岛素就不一样了，用注射器直接注射的胰岛素使用后仍然需要放进冰箱冷藏，而放入注射笔中的笔芯胰岛素在开始使用后，就不建议再放回冰箱冷藏，它在室温 25℃ 以下阴凉处可以存放 4~6 周（不同厂家的胰岛素略有区别），但如果室温高于25℃仍需放入冰箱冷藏。

这里需注意的是，这类药品在贮藏时应避免冻结，若发现药品冻结，则应将其丢弃，不再使用，以免发生危险。

27 外用的软膏剂及栓剂的保存需要注意什么？

常温保存即可，若室内温度过高，为避免药物发生变形，可以将其放入冰箱冷藏。

28　家庭小药箱的保存注意事项有哪些?

　　家庭小药箱在保管时，应放在相对固定且儿童不易拿到的地方，并将内服药与外用药分开存放；药物作用不同、外包装易混淆的药品必要时可在包装上标注清楚，以免误用药品。外用的酊水、油膏应密闭保存，避免液体挥发，药品失效。外用的栓剂储存不当软化后，在冰箱中冷藏后就可使用。需冰箱冷藏的药品，如常用的各种规格的胰岛素注射液，一定要注意储存温度，绝对不能冷冻，冷冻可导致蛋白质变性，使药品失效。一些老年患者，习惯储存慢性病用药，并把相同的药外包装去掉，认为服用时方便，这样的做法是不妥的。正确的做法是每次取药后，应检查药品的有效期，做到近效期的先使用，并经常查看药品是否超过有效期或变质失效，定期淘汰过期药品和失效药品。做到这些，就不会出现患者因药物保管不当而再跑去医院咨询的麻烦了，也避免了药品的浪费。建议患者不要过多的储存药品，服药前最好向专业的医师和药师咨询，以保障用药安全。

29　什么是药品有效期?

　　指该药品被批准的使用期限，表示该药品在规定的贮存条件下能够保证质量的期限。它是控制药品质量的指标之一。

30 如何读懂药品有效期？

一般正规药品在外包装上都会注明该药品的生产日期（MFD）和有效期至（EXP）。

我服用的药品有效期标明是"2012-11"，怎么理解，是在 11 月哪一天过期呢？

目前我国各药品生产企业有效期日期采用的标注方法都是"有效期至"其计算方法为：按照生产日期标注的年月加上有效时间，再减去一个月即为应标注。也就是说，效期标明"2012-11"的药品您可以放心服用到 2012 年的 11 月最后一天。

31 过了有效期的药品还可以服用吗？

过了有效期的药品是不建议继续服用的。过期药品，有效成分可能会分解为别的产物，服用后不仅没有治疗效果，这些分解的产物还有可能对身体产生毒副作用和很多不良影响。

32 听说中成药没有有效期，这个说法对吗？

首先说中成药品也是有有效期的，在有效期内服用是安全的，若过期了，是不建议服用的。中成药的成分比较复杂，放置较长时间，药物本身可能会变硬，发生降解，疗效也会有所下降。

33 外伤如何使用酒精？

　　一般医用酒精的浓度为 75％，浓度过高或过低的酒精都不适用于皮肤消毒。酒精的刺激性强，不能用于大面积的伤口，也不能用于黏膜部位。对于较深的伤口来说，用酒精也不合适，因为酒精只是停留在伤口的表面，难以到达伤口深处，存在破伤风感染的风险。对于一般的皮肤浅表伤，如果伤口污染不严重，可以先用生理盐水冲洗，然后用酒精以伤口为中心向皮肤四周擦洗；如果伤口污染严重，可以先用双氧水冲洗，再用生理盐水冲洗，然后再用酒精消毒。

34 外伤如何使用碘酒？

　　碘酒也称碘酊，由碘、碘化钾溶解于酒精溶液而制成。碘酒有强大的杀菌作用，常用于擦伤、挫伤、割伤等一般外伤的消毒。但要注意，碘酒的刺激性较大，可能引发伤口产生强烈的烧灼疼痛感。此外，碘酒也不能与红药水同时使用，两者会发生反应生成碘化汞，容易导致汞中毒。

35 外伤如何使用碘伏？

　　碘伏也是一种常用的皮肤消毒剂。医用碘伏通常浓度较低（1％或以下），呈浅棕色。碘伏的功效与碘酒类似，可用于一般外伤的消毒。与碘酒、酒精相比，碘伏的刺激性小，可直接用于黏膜处的消毒。

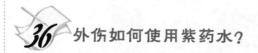

36 外伤如何使用紫药水？

紫药水是由龙胆紫和水配成的溶液。紫药水的杀菌力强，刺激性较小，曾是一种常用的皮肤消毒剂。但近年来，英国有研究认为，紫药水中的龙胆紫有潜在的致癌可能。因此，紫药水只能用于完整的、未破损的皮肤，不可涂抹于破损的皮肤伤口上。

37 外伤如何使用双氧水？

双氧水的主要成分是过氧化氢溶液。用于皮肤消毒的双氧水浓度较低（等于或低于 3%），可用来擦拭皮肤创伤面，起到清洁伤口和杀菌的作用。当皮肤出现伤口时，可以先用双氧水清洁伤口，再使用其他皮肤消毒剂。但双氧水的刺激性较强，所以不宜用于口腔黏膜或其他黏膜处的消毒。

38 外伤如何使用红花油？

红花油是一种中医外用药，有镇痛、抗炎、消肿的作用，常用于跌打扭伤导致的软组织挫伤和轻微烫伤，不能用于擦伤、割伤等有皮肤破损的外伤，也不能接触眼睛、口腔等黏膜。使用时，把几滴红花油倒在手掌上，轻轻揉搓双手，然后把手放在伤处适当用力按摩。但要注意，红花油要在损伤后 24 小时之后再用，否则容易加重伤情。

39 外伤如何使用红霉素软膏？

红霉素软膏是一种常用的外用抗生素，价格便宜，用途也非常广泛。对于化脓性的皮肤感染，可以把药膏薄薄涂抹于患处。对于轻微的挫伤、划伤，可以先将患处清洗消毒，再涂抹上适量药膏。对于小面积的烧伤、烫伤，可以先用冷水冲洗一下伤口再涂抹药膏。

40 外伤如何使用百多邦？

百多邦的学名是莫匹罗星软膏，也是一种常用的外用抗生素，可用于创伤后引发的皮肤感染。对于化脓性皮肤感染以及一般的挫伤、划伤、烧伤、烫伤，百多邦的功效和用法与红霉素软膏类似。

41 外伤如何使用辣椒素软膏？

辣椒素软膏有消炎止痛的作用，可用于治疗肌肉拉伤、关节扭伤等。但必须注意的是，辣椒素的刺激性很强，只能用于没有溃破的完整皮肤上。

外伤如何使用云南白药气雾剂？

云南白药气雾剂有抗炎消肿和镇痛的作用。一盒云南白药气雾剂包括两支气雾剂，一支是保险液，一支是药液。对于扭伤、肌肉拉伤等，可以先喷保险液，缓解疼痛感，再喷云南白药药液。对于有皮肤破损、出血的伤口，不建议用云南白药气雾剂喷，但可以用云南白药粉外敷，起到止血、止痛和消炎的作用。

 正确的点眼药使用方法是什么？

为了防止交叉感染，点眼药前和点眼药后都要清洁双手；患者需仰卧位或坐位头向上仰起，眼睛睁开向上看；以棉棍或棉球轻轻擦去眼部分泌物；点眼药时轻轻拉起下眼睑，使眼药瓶口与眼睑和睫毛保持2~3cm的距离，以防眼药瓶口接触眼睑和睫毛造成药液污染；将1~2滴药液点在眼睛内，之后稍提一下上眼睑，让药液尽可能保留在眼睛内；然后轻轻闭眼三分钟，这样可以增加药水与眼球接触的时间，促进药品吸收。

 点眼药水有哪些注意事项？

角膜感觉灵敏，点眼时不宜将药液直接滴在角膜上。双眼都需要用药者，应按先健眼、后病眼的顺序；双眼都有病者，应按先轻后重的顺序。

药水一般皆含有防腐剂，太过频繁的点用会对眼球表面造成伤害。配戴隐形眼镜时应避免使用药水。

点药后按住内眼角可以减少副作用。药水会经由鼻泪管流往鼻腔与喉咙，被黏膜上皮所吸收，经血液循环至全身，可能引起全身性的副作用，也有些药水会有令人难受的味道。点药后按住内眼角 3 分钟可以避免药水经由泪孔流入鼻泪管。

 同时点多种眼药怎么办？

不同种类的药水不要同时点入。一种药水点完 5 分钟后再点入另一种，才不会把先点入的药水给稀释掉。

同时使用药水及药膏时，应先使用药水再点药膏。

 眼药膏应该如何使用？

眼药膏应在晚上睡前涂，以防止白天涂药膏后视物模糊影响工作和生活，而且还可以保证夜间眼内的药物浓度。药膏点入下结膜囊内约半厘米长，眨动眼睛药膏便会自动覆盖在眼球表面。

 眼药水的保存需要注意什么？

眼药水勿放置于高温、高湿或阳光直射处。有些药水需放置于黑袋中避免变质。未开封的塑料装滴眼剂，瓶头要用经酒精棉球擦过的剪刀开一小口，防止污染，为防止滴瓶口受污染，已开封的滴眼剂在滴药前应先挤出 1~2 滴，滴眼剂开启后使用期限不得超过 4 周，因此开瓶后一个月的眼药水即使没用完，也应将其扔掉。并且开封后若发现药水颜色改变或有混浊沉淀物产生也应丢弃。

三高（高血压、高血脂、高血糖）用药篇

48　降压药什么时间服用最好？

高血压的患者典型的血压波动规律是在一天中出现两个高峰，即上午 8~10 时，下午 17~19 时为最高，之后开始缓慢下降，至次日凌晨 2~3 时最低。一般降压药在服药后 2~3 小时在体内浓度最高。长效降压药物，如氨氯地平、贝那普利、氯沙坦等，用法为 1 日 1 次，宜早上 7 时服用。这样就能更有效的保持血压的平稳。当然这是一般的规律，您还是要根据自己血压的具体波动情况与医生讨论您的具体服药时间。

49　降压药能和早饭一起吃吗？

有些降压药物宜与食物同服，可增加药物体内吸收的程度。如美托洛尔，进餐时服药可使美托洛尔的生物利用度增加 40%，可以和早饭一起吃。有的药物宜空腹服用，如卡托普利，因胃中的食物可使本品吸收减少 30%~40%，故宜在餐前 1 小时服药。

50　高血压患病率是多少？

我国 65 岁以上人口占总人口数的 7.7%，我国已经真正成为人口老龄化国家。

那么又有多少老年人患有高血压病呢？据调查，我国 60 岁以上老年人群，每 2 位老年人中就有 1 位患有高血压。

目前在我国高血压的患病率为 18.8%，现患病人数为 1.8 亿。

我国高血压患者以每年 1 千万的数量递增，每 12 秒钟就有一人死于因高血压导致的心脑血管疾病。如何防治高血压已经成为一个生死攸关的严峻话题。

51 什么是老年高血压？

年龄≥60 岁、血压持续或 3 次以上非同日坐位收缩压≥140mmHg 和（或）舒张压≥90mmHg 者定义为老年高血压。若收缩压≥140mmHg、舒张压≤90mmHg，则定义为老年单纯收缩期高血压（ISH）。后者特点：单纯收缩压增高、舒张压正常或偏低、脉压增大，最为常见。

52 老年高血压的治疗原则和治疗目标是什么？

治疗原则：①准确测量、动态观察血压；②降压药从小剂量开始，观察降压幅度和不良反应，常需≥2 种降压药物小剂量联合；③合并用药时避免药物相互干扰；④方案尽可能简化，推荐长效药物；⑤最好不要在夜间服用降压药，以免夜间血压过低和心动过缓导致脑血栓形成。

治疗目标：降至 140/90mmHg 以下，如合并糖尿病或肾病者血压控制的目标值是 130/80mmHg 以下。老年人至少降压至正常高值（140/90mmHg）。单纯收缩期高血压（ISH）的降压顾虑：舒张压降的太低可能引起心绞痛甚至心肌梗死，也容易诱发缺血性脑卒中（舒张压不应低于 70mmHg）。

53 降压药最佳服药时间是何时?

人的血压在一天 24 小时中不是恒定的，呈昼夜节律性波动，白天血压高于夜间。研究表明，上午 8~10 时和下午 17~19 时血压最高。一般药物的作用是在服药后半小时出现，2~3 小时达高峰。因此，上午 7 时和下午 2 时服降压药最合适。

药师建议：①若一天服药 1 次，则早上 7 时服用，也可简化为起床后立即服药；②若一天服药两次，则分别于上午 7 时和下午 2 时服药。每天最好坚持同一时间服药。

注意：夜间睡眠时，血压可大幅下降。高血压患者若白天忘了服药，而在晚上临时睡前服用降压药，有可能导致血压在夜间降得太低，特别是老年人，容易诱发缺血性中风。因此，老年人最好不要在晚上服用降压药。

54 "初患高血压，用药别太好" 的说法对吗?

许多初患高血压的朋友常常认为，刚开始吃药要"留有余地"，不要使用"太好的"降压药，用复方降压片等老药就足够了，担心如果开始就使用"好药"，若以后血压继续升高将难以选药。

这种观点是错误的，这种担心也是不必要的。

高血压一旦发生，就开始对人体产生危害。因此一经诊断，就应尽早采取有效的治疗手段。对于高血压患者而言，降压治疗的目的是保护心、脑、肾等靶器官。因此，在选择降压药物时不仅要考虑其降压效果，还要考虑到所选药物能不能对心、脑、肾等重要器官起到很好的保护作用。

55 老降压药有什么不足之处？

老降压药的不足之处：①不良反应发生率较高；②多数"老药"降压作用持续时间较短，需要每日多次服药。这样既容易漏服，又易使血压的波动幅度增大，对靶器官造成不良影响；③老药在降压的同时，能否为靶器官提供足够保护、减少心血管事件（如心肌梗死、心力衰竭、脑卒中）和肾功能衰竭的发生尚不明确。

56 新型降压药有什么优点？

新型降压药的优点：①疗效确切，不良反应发生率低，降压效果好，有确切的靶器官保护作用；②降压作用平稳，能在 24 小时内持续平稳地发挥降压作用，从而避免血压剧烈波动；③用法简便，每日只需服用 1 次，不易漏服，可提高用药依从性。

57 如何选择降压药？

药师推荐：如果经济条件允许，最好在治疗初始就选用疗效确定的新型长效降压药。如长效钙离子拮抗剂：氨氯地平（络活喜）、左旋氨氯地平（施慧达）、非洛地平（波依定）、硝苯地平控释片（拜新同）；血管紧张素转换酶抑制剂（ACEI）类如培哚普利（雅施达）、贝那普利（洛汀新）、福辛普利（蒙诺）、依那普利（悦宁定和依苏）；血管紧张素Ⅱ受体阻滞剂（ARB）类如氯沙坦（科素亚）、缬沙坦（代文）等。

说明：如果患者经济能力有限，仍可选用价格较为低廉的降压药物，如复方降压片、国产卡托普利、阿替洛尔和噻嗪类利尿剂。只要能降压，就可以减少脑卒中的发生，并在一定程度上降低心肌梗死的危险。

58 "降压药三五天没效，应该换药" 的说法对吗？

我们曾经听到不少患者抱怨说"医生给我开的降压药怎么没有效果，我都吃了三天了，可血压压根儿没降！"。这种情况通常会导致高血压患者在治疗过程中随意换药甚至停药。

产生上述错误观念的原因是大多数高血压患者对降压药物的作用特点不够了解。因为现在临床上使用的大多是副作用较小的长效降压药，这类药物一般要吃到 7 天甚至 4~6 周才能看到效果。

以络活喜（苯磺酸氨氯地平）为例：本药治疗高血压时，口服起效时间为 24~96 小时。治疗第 4 日可观察到舒张压明显改变，治疗第 7 日可观察到收缩压明显改变。连续给药 7~8 日后血药浓度达稳态，多次服药后作用持续时间为 24~48 小时。

所以，三五天没见效，别急着换药，应用一段时间再判断药物的降压效果，是否换药应由医生决定。

59 "降压药应换着种类吃" 的说法对吗？

频繁更换降压药是我国高血压患者降压达标率低的一个重要原因。很多高血压患者之所以会产生换药的想法，主要有两方面的因素：

第一，前面刚讲到的患者不熟悉我们目前提倡的是服用长效降压药，因希望尽快看到降压效果而换药。

第二，有些患者担心长期服用一种降压药会导致副作用的积累和产生耐药性。其实这种担心是不必要的。

针对第二种情况，专家的观点是：治疗高血压应该遵循中医倡导的"效不更方"，就是只要所服的降压药能持久、平稳降压，就不要犹豫，坚持服下去，哪怕服用很多年都没有问题，因为"降压才是硬道理"。此外，降压药也不存在耐药的问题。

服降压药应"效不更方"。不换药的前提是：一般降压药的副作用在早期就会出现，而不会在服用了很长时间后才发生，也不会产生累积的效果。如果您吃了几年的降压药，都没有发现明显的副作用，则证明这种药是适合您的，就不要随便换。

60 "缓释、控释制剂也可嚼服或掰开服用"的说法对吗？

由于缓释、控释制剂的特殊制作工艺，决定了其服用时的特殊性，大多数是不能掰开、压碎或嚼服的。例如，非洛地平缓释片、硝苯地平控释片只能整片吞服。

61 血脂是什么？

人体血液中，血浆内所含的脂类称为血脂，包括胆固醇（C）、甘油三酯（TG）、磷脂和非游离脂肪酸等，它们在血液中与不同的蛋白质结合在一起，以"脂蛋白"的形式存在。大部分胆固醇是人体自身合成的，少部分是从饮食中获得的。甘油三酯恰恰相反，大部分是从饮食中获得的，少部分是人体自身合成的。

血脂是人体中一种重要的物质，有许多非常重要的功能，但是比例不能超过一定的范围。如果血脂过多，容易造成"血稠"，在血管壁上沉积，逐渐形成小斑块（就是我们常说的"动脉粥样硬化"），这些"斑块"增多、增大，逐渐堵塞血管，使血流变慢，严重时血流被中断，并由此引起一系列心、脑、肾的损害。

 调血脂药什么时间服用最好？

人的血脂包括胆固醇、甘油三酯等。其中，胆固醇具有夜间合成增加的特点。而他汀类药物能抑制胆固醇的合成，所以此类药物如每日给药1次，则宜晚间服用。当然，他汀类药物多数会影响睡眠，如果您睡眠质量不好，也可以选择一天当中除睡前之外的其他时间服药。

 高血脂对身体有什么危害？

血脂增高正是导致冠心病、脑血管病、高血压、糖尿病、脂肪肝、代谢综合征的"罪魁祸首"。此外，高血脂还可诱发胆结石、胰腺炎，加重肝炎、导致男性性功能障碍、老年痴呆等疾病。最新研究提示高血脂可能与癌症的发病有关。

 怎样有效控制血脂水平？

首先，调节饮食结构。限制摄入富含脂肪、胆固醇的食物，选用低脂食物（植物油、酸牛奶）；增加维生素、纤维素（水果、蔬菜、面包和谷类食物）。多食具有降血脂作用的食物：蒜、姜、茄子、山楂、柿子、黑木耳、牛奶、苹果、梨、猕猴桃、柑橘等。中老年人由于基础代谢率降低，能量需要量降低，更应严格控制能量的摄入。

其次，改善生活方式。减肥，戒烟，限酒，加强锻炼。进行有氧运动如散步、慢跑、打太极拳、打羽毛球、爬山、游泳等，可以促进血液循环，有利于体内脂类的代谢。

最后，配合药物治疗。

 65　降血脂药物有哪些？

若是高甘油三酯症，可服用贝特类降脂药如非诺贝特；若是高胆固醇血症，可服用他汀类降脂药如辛伐他汀。他汀类药物不仅能降低血脂，还可用于冠心病的预防。在使用调脂药物治疗过程中，应注意少数患者可能会出现恶心、腹胀、腹泻或便秘、失眠、肝功能异常、横纹肌溶解及肝肾损害等不良反应。因此，在服用调血脂药期间应定期检查血脂，有肝病史者尤其要注意肝功能的监测。

 66　他汀类降脂药有什么作用？

他汀类药物是治疗高胆固醇血症的首选药物。它具有抑制人体合成胆固醇、降低血中甘油三酯浓度的作用。短期内服用他汀类药物较为安全，长期服用此药则容易产生副作用。所以长期服用此药的患者应定期检查血丙氨酸氨基转换酶及肌酸激酶等项目。儿童、孕妇、哺乳期的妇女及存在肝脏病变者禁用他汀类药物。本类药不宜与烟酸、贝特类、环孢菌素、雷公藤及环磷酰胺合用，以免引起严重的肌肉及肝、肾功能损害。

常见的他汀类降脂药物怎么用？

（1）**普伐他汀（普拉固）**　用于治疗饮食限制无法控制的原发性高胆固醇血症以及合并有高甘油三酯血症的患者。

用法：成人每次口服 10~40mg，每日服 1 次，晚饭后服用。

（2）**辛伐他汀（舒降之、辛伐他汀片）**　其作用强度较普伐他汀强，对遗传性高胆固醇血症的患者也有一定的治疗效果，也适用于治疗伴有冠心病的高胆固醇血症的患者。

用法：成人的初始用药剂量是每次口服 10mg，每日服 1 次，晚饭后服用。以后可根据病情调整剂量，但最大用药剂量不可超过每日80mg。遗传性高胆固醇血症患者，每日 40 毫克，饭后顿服。如胆固醇仍无下降趋势，可将每日 80mg 的辛伐他汀分 3 次服用，即早饭后、午饭后各服 20mg，晚饭后服 40mg。

（3）**阿托伐他汀（立普妥、阿乐）**　此药是一种新合成的他汀类降脂药物，其副作用较小。在与别类降脂药物联合应用时，其不良反应的发生率最低。本药降脂作用较强，小剂量即能明显地降低血中胆固醇的浓度。

用法：每日晚饭后口服 1 次。成人从每日 10mg 的剂量开始服用。之后，根据病情调整用药剂量。成人每日用药的最大剂量不可超过 80mg。

 他汀类降脂药物的不良反应有哪些？

他汀类降脂药物的一般不良反应有口干、腹痛、便秘、流感样症状、消化不良等，发生率≥1%，偶见过敏反应、视物模糊，停药后均可消失。此外，0.5%~2.0%的患者可出现肝脏转氨酶升高，为剂量依赖性，减少剂量，转氨酶升高常可逆转，并且重新用药或换用其他的他汀类药物，一般无转氨酶再次升高的现象。

他汀类降脂药物的严重不良反应包括肌病、横纹肌溶解症等。一般来说，肌病的发生率为0.1%~0.2%，且与剂量相关，常发生于用药后3个月。肌肉症状临床可表现为：肌痛、肌触痛、肌无力、跛行等，若出现肌病后继续用药，则可进展为横纹肌溶解和急性肾衰。除肌肉症状外，还可表现为：血清肌酸激酶（CK）升高至正常高限10倍以上，血清丙氨酸氨基转移酶（ALT）升高到正常高限3倍以上，肌肉活检为非特异性炎症改变，肌电图显示肌病表现，肌红蛋白尿（尿呈褐色）等。

69 哪些情况会增加他汀类降脂药物的肌肉毒性？

（1）**剂量过大**　西立伐他汀上市时，拜耳公司的推荐剂量为0.4mg/d，而部分患者为追求低密度脂蛋白胆固醇（LDL-C）水平降得更低而任意地增加了西立伐他汀的剂量至0.8mg/d，最后以发生横纹肌溶解症导致死亡而告终，现在该药已撤市。此事件提示患者朋友，请勿随意加大用药剂量，是否需要调整剂量，请咨询医生。

（2）**合用具有肌肉毒性协同作用的药物**　除他汀类降脂药物外，贝特类（苯氧芳酸类）降脂药也具有一定的肌肉毒性作用。当与他汀类药物合用时，横纹肌溶解症的发生率会相应增加。因此，联合应用此两类药物的患者朋友，在日常用药中要警惕自己是否出现了肌肉症状。

（3）**肝肾功能障碍或减退者**　他汀类药物需在肝脏生物转化，并从肾脏排出。肝肾功能障碍或减退者（肝肾功能不全患者或高龄人群）对药物的代谢和排泄均减慢，血药浓度增加，导致药物的毒性增加。故此类患者人群在用药时，应注意调整剂量。

（4）**药物相互作用**　老年人由于合并用药较多，若服用他汀类降脂药物的同时还服用了贝特类降脂药、钙通道阻滞药、某些肾上腺素β

受体阻滞药、奎尼丁或华法林等，会因为这些药物之间竞争肝药酶（CYP3A4）而导致他汀类药物生物转化减慢，易发生不良反应。而且当他汀类药物与抑制肝药酶（CYP3A4）的药物如地尔硫䓬、维拉帕米、胺碘酮、红霉素、克拉霉素、阿奇霉素、西咪替丁、环孢素、酮康唑、伊曲康唑等合用时，也可因他汀类药物的血药浓度增加而使其不良反应发生率增加。因此，建议用药种类较多的老年患者朋友应关注所用药物之间的相互作用。此外，葡萄柚汁也可通过抑制肝 CYP3A4 而增加辛伐他汀、洛伐他汀、阿托伐他汀的口服生物利用度和药理作用，容易引起肌肉毒性反应，故建议在服药期间禁饮葡萄柚汁。因普伐他汀是由肝细胞浆中酶转化，不经肝药酶代谢，故不受上述各因素的影响，对于必须合用上述药物的患者可酌情考虑选用普伐他汀降脂治疗。

70 他汀类降脂药物临床使用的注意事项有哪些？

（1）对于混合性高脂血症患者，他汀类和贝特类药物的联用应权衡利弊。如果先用他汀类后总胆固醇（TC）变为正常，而甘油三酯（TG）仍高，可先停用他汀类药物一段时间后再使用贝特类药物；如两药必须合用，建议每日上午服用贝特类药物，配合晚上服用他汀类药物，同时要经常询问患者是否有肌肉和消化道方面的不适症状，并定期复查血脂水平、肝肾功能和血清肌酐激酶（CK），及时调整用药方案。

（2）服用他汀类药物致肝酶升高，若高于正常上限 3 倍，应立即停药，并加用保肝药物治疗；若增高低于正常上限 3 倍，应将他汀类药物减量，并加用保肝药；同时须严密监测肝功能。2007 年《中国成人血脂异常防治指南》建议，在服用他汀类药物后 1~2 个月、6 个月、1 年复查肝功能，长期服用者每年复查 1 次。

（3）如患者出现肌肉酸胀或无力，CK 高于正常上限 10 倍，应停用他汀类药物。如联合应用烟酸或贝特类药物，也应一并停用；如患者有肌肉症状，而无 CK 增高或 CK 呈中度增高（高于 3~10 倍正常高限值），应每周监测患者症状和 CK 水平，根据情况可减量或暂时停药观察，之后再酌情是否及何时重新开始他汀类药物治疗。

他汀类药物是目前临床处方量第一的降脂药物，十几年来的循证证据证明他汀类是目前降低 LDL-C 水平最为有效的手段，而且他汀类被公认具有"多效性"，即能够延缓心肌肥厚及纤维化进程，对高血压造成的肾脏损害也具有保护作用等，能使冠心病、高血压、糖尿病和缺血性脑卒中患者广泛受益。在最大限度地利用他汀类药物效应的同时，应注意合理使用药物，密切观察可能出现的不良反应，尽量避免药物带来的伤害。

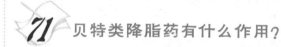

71　贝特类降脂药有什么作用？

贝特类药物主要降低血中甘油三酯含量，其降血胆固醇作用则明显弱于他汀类，是治疗以甘油三酯增高为主的高脂血症的首选药物。患者在用药期间要定时检查肝功能、肾功能及肌酸磷酸激酶、血尿酸等项目。发现异常时，应减少用药剂量或停药。孕妇、哺乳期妇女及有严重肝肾功能损害者禁用贝特类药物。

72　常见的贝特类降脂药物怎么用？

（1）**吉非贝齐（洁脂）**　此药在降低血中甘油三酯含量的同时也升高血糖浓度。因此，患者在服用吉非贝齐时，应定期检查血糖浓度，糖尿病患者禁用吉非贝齐。

用法：成人每次口服 0.6g，每天服 2 次。

（2）**非诺贝特胶囊（力平之）**　是一种微粒化的非诺贝特制剂。口服后较其他贝特类更易吸收，其在血浆中的浓度更易控制，不良反应也

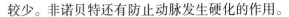

较少。非诺贝特还有防止动脉发生硬化的作用。

　　用法：成人每次口服 200mg，每日服 1 次，睡前服用。

　烟酸类及其衍生物药物有什么作用？

　　烟酸类及其衍生物适用于治疗高甘油三酯血症及以甘油三酯升高为主的混合性高脂血症。烟酸类及其衍生物包括烟酸及阿昔莫司等药物。因为烟酸的副作用较大，故临床上已经很少有人使用烟酸。

　常见烟酸类及其衍生物药物怎么用？

　　阿昔莫司（益平）是一种相对安全、有效的降脂药物。阿昔莫司还有以下特点：①降低患者空腹血糖，且不影响降糖药物的药效，适用于由糖尿病引起的高脂血症患者；②阿昔莫司不影响人体内尿酸的代谢，适用于治疗伴有高尿酸血症的高脂血症患者。

　　用法：成人每次服 0.25g，每日服 2~3 次，饭后服用，每天服用小于 1200mg。

　深海鱼油有什么用？

　　ω-3 脂肪酸主要指二十碳五烯酸和二十二碳六烯酸，深海鱼油中含有较为丰富的 ω-3 脂肪酸。其对血中的胆固醇及甘油三酯均有一定的降低作用，还具有防止动脉硬化及降低血液的黏稠度，防止血栓形成的作用，更适用于冠心病及脑血栓患者高脂血症的治疗。此类药物的副作用较少，但其价格昂贵，降脂作用低于他汀类药物及贝特类药物。

 常见的深海鱼油类药物怎么用？

（1）**多烯酸乙酯软胶丸（脉乐康）用法：**成人每次口服 1.8g，每日服 3 次。

（2）**深海鱼油丸** 用法：成人每次口服 1 丸，每日服 1~2 次，进餐时服用。

 藻酸双脂钠片有什么作用？

本品有明显降低血脂的作用，应用后不仅能迅速下降血浆中胆固醇、甘油三酯、低密度脂蛋白（LDL）、极低密度脂蛋白（VLDL）等，同时又能升高血清高密度脂蛋白（HDL）的水平。本品对外周血管有明显的扩张作用，能有效改善微循环，抑制动静脉内血栓的形成，不仅具有治疗作用，同时有可靠的预防作用。此外，本品还有降血糖和降血压等多种功能。主要用于缺血性脑血管病如脑血栓、脑栓塞、短暂性脑缺血发作及心血管疾病如高血压、高脂蛋白血症、冠心病、心绞痛等疾病的防治。也可用于治疗弥漫性血管内凝血、慢性肾小球肾炎及出血热等。

 口服降糖药物类型有哪些？

常用的口服降糖药物按作用机制和结构主要分为磺酰脲类、双胍类、α-葡萄糖苷酶抑制剂、胰岛素增敏剂、胰岛素释放促进剂等。

 ## 79 口服降糖药什么时间服用最好？

阿卡波糖主要降低餐后血糖水平，它在小肠内延缓我们饮食中摄入的糖类的降解和吸收。因此服用阿卡波糖的最佳时间为每餐吃第一口饭时，嚼服效果最佳。但有的药物宜在餐前 30 分钟服用，能提高药物疗效，如瑞格列奈、格列喹酮、格列吡嗪。

80 磺酰脲类降糖药有什么作用？

磺酰脲类降糖药可刺激胰腺 β-细胞分泌胰岛素，现已发展到第 3 代。第 1 代有甲苯磺丁脲、氯磺丙脲两种。第 2 代常用的有格列本脲、格列吡嗪、格列齐特、格列波脲。第 2 代较第 1 代作用强、不良反应小且症状轻微，其降糖作用维持时间达 24 小时。但这种长时间的降糖作用极有可能导致低血糖。第 3 代克服了前两代的缺点，其作用强，起效快，作用维持时间较第 2 代药物短，导致低血糖的可能性减小。第 3 代以格列美脲和格列喹酮为代表，格列美脲效应可覆盖 24 小时，是真正可以每天只服 1 次的磺酰脲类药物。

81 双胍类降糖药有什么作用？

二甲双胍是目前治疗 2 型糖尿病的首选药物，特别对肥胖并伴有高胰岛素血症的患者疗效更好。其降血糖作用主要是抑制肝糖原异生，增强糖酵解，增加周围组织对葡萄糖的利用，改善机体的胰岛素敏感性。其作用是拮抗高血糖，降低血糖，即使服用较大剂量，亦不会引起血糖过低，这是不同于磺酰脲类的一大优点。常用的双胍类降糖药还有苯乙双胍。

82 α-葡萄糖苷酶抑制剂有什么作用？

此类药物对 1 型、2 型糖尿病均适用。主要包括阿卡波糖、伏格列波糖和米格列醇。阿卡波糖是 α-葡萄糖苷酶的有效抑制剂，其在小肠上皮细胞刷状缘处竞争性与 α-葡萄糖苷酶结合，能降低糖尿病患者的餐后血糖和糖化血红蛋白，减轻血糖波动。因不出现餐后高胰岛素血症，故应用阿卡波糖不易出现低血糖反应。主要不良反应有腹胀，偶有腹泻，但随时间延长，上述症状可减轻。伏格列波糖是与 α-葡萄糖苷酶互相竞争而抑制其作用的药物。其特点是对小肠上皮细胞绒毛膜刷状缘上的双糖水解酶的抑制作用特别强，而对 α-淀粉酶几乎无抑制作用，这点有别于阿卡波糖。米格列醇作用机制是对胰淀粉酶和 α-葡萄糖酶具有高亲和力，干扰食物中的二糖和复合糖类的水解，延迟葡萄糖和其他单糖的吸收。

83 胰岛素增敏剂有什么作用？

2 型糖尿病的主要原因是胰岛素抵抗。因此，不刺激胰岛素分泌，而是通过增强靶组织对胰岛素敏感性的噻唑烷酮类（TZDs）药物相继出现。此类药物包括吡格列酮、罗格列酮等，可改善胰岛素抵抗，主要刺激外周组织的葡萄糖代谢；还可改善血脂（吡格列酮）、提高纤溶系统活性、降低 C 反应蛋白等，利于改善代谢综合征及糖尿病大血管病变的预后。其降糖效果比磺脲类更持久。常见的不良反应是体重增加和体液潴留，有增加充血性心力衰竭的危险。因可能增加心血管疾病的风险，并不适用于所有空腹血糖受损（IFG）或糖耐量减低（IGT）患者，推荐用药前慎重考虑。

84. 胰岛素释放促进剂有什么作用？

瑞格列奈系苯甲酸衍生物，是美国食品药品监督管理局（FDA）于1998年首次批准的第1个进餐时服用的葡萄糖调节药，与磺酰脲类不同的是它结合于胰岛 β 细胞膜上的不同位点而阻滞 K^+-ATP 通道，最终促进胰岛素分泌。其在体内起效快，维持时间短，发生低血糖的风险极小。那格列奈是氨基酸苯丙氨酸类衍生物，通过与磺酰脲类作用类似的机制促进胰岛素分泌。尽管这两种药都是作用于胰腺的 β 细胞，阻断钾离子通道，从而促进胰岛素的分泌，但两者的作用特性不一样。与瑞格列奈相比，那格列奈作用于 β 细胞更快，作用时间更短，且对环境葡萄糖浓度更敏感。更能在生理上控制餐时血糖，降低胰岛素水平和降低低血糖的发生率。米格列奈是第二代格列奈类餐后血糖调节剂。其通过关闭胰岛 β 细胞膜上的 ATP 依赖性 K^+ 通道，造成 Ca^{2+} 内流，使细胞内 Ca^{2+} 浓度增加，从而使细胞外含胰岛素的囊泡脱粒，刺激胰岛素的分泌。可刺激早期第一时相胰岛素分泌，并选择性地增强胰岛素分泌。随着人类血浆米格列奈含量测定技术的完善和2型糖尿病的晚期联合用药需要，米格列奈与传统降糖药的联合应用将是未来临床治疗2型糖尿病的重点与发展方向。

85 口服二甲双胍应该注意什么？

二甲双胍是美国糖尿病协会推荐的治疗 2 型糖尿病的首选药物。单独使用极少导致低血糖发生。主要不良反应为胃肠道刺激，因此应餐后服用。肠溶型的二甲双胍也可以较好的避免该类不良反应。临床上二甲双胍经常与胰岛素或促胰岛素分泌剂联合使用，这时会增加低血糖发生的危险。因此应严格按医嘱剂量服用，加强自我血糖监测。另外，在做造影检查前两天需要停药。如果您长期服用二甲双胍，并且有不明原因的腹痛、乏力、浑身酸痛的情况，请您及时与您的主治医师沟通，有可能您已经发生了乳酸性酸中毒，需要您停药或进行其他治疗。

86 口服促胰岛素分泌剂应该注意什么？

胰岛素分泌剂包括传统磺酰脲类药物，如格列本脲、格列吡嗪、格列喹酮等以及非磺脲类药物如瑞格列奈、那格列奈等。传统磺脲类胰岛素促泌剂不会根据血糖变化而改变作用，因此最容易出现的不良反应为低血糖。而非磺脲类促泌剂会根据血糖变化自行调整促胰岛素分泌浓度，如瑞格列奈的低血糖发生率仅为 0.001%～0.01%，但因为患者的个体差异，也需注意低血糖的发生。请严格按照说明书规定在餐前或餐时服用，遵医嘱，减少低血糖现象。

口服胰岛素增敏剂应该注意什么？

胰岛素增敏剂主要是噻唑烷酮类药物如吡格列酮、罗格列酮等，主要改善胰岛素敏感性。体重增加和水肿是此类药物常见的副作用。这种副作用在与胰岛素联合使用时表现更加明显。在您使用前及使用中注意检查肝功能，有潜在心衰危险的患者慎用。

 口服 α-糖苷酶抑制剂应该注意什么？

常用药物有阿卡波糖。该类型的药物主要通过减少碳水化合物的吸收来降低餐后血糖。单独服用本类药物通常不会发生低血糖；联合其他类降糖药物可能会出现低血糖反应。您服药时应从小剂量开始，逐渐加量。如果出现低血糖，治疗时需使用葡萄糖或入院治疗，而日常食用蔗糖或淀粉类食物不适用纠正此类药物引起的低血糖。另外，服用此类药物时，您可能会有腹胀腹泻的情况，一般坚持服用一段时间就会耐受。但是如果您有明显的腹泻情况请及时告知您的主治医师并更换其他治疗药物。

 哪些药物合用容易诱发低血糖？

（1）治疗痛风的药物如丙磺舒、别嘌醇、水杨酸类，贝特类降脂药与磺脲类合用。

（2）含乙醇的中成药如藿香正气水、人参酒等，不宜与降糖药同用，可使患者出现严重的低血糖和不可逆性神经系统病变。

（3）马来酸罗格列酮（文迪雅）与吉非贝齐合用，会升高罗格列酮的血药浓度，降低血糖。

（4）吡格列酮与苦瓜、人参、圣约翰草合用，发生低血糖的风险增加。

 ## 90 哪些药物合用容易导致血糖升高？

苯妥英钠、利福平与磺脲类合用，增加高血糖风险；甲状腺激素类药物，糖皮质激素类，雌激素类，噻嗪类利尿药会导致高血糖。

91 为什么糖尿病患者感冒不能随意用药？

因为很多抗生素都会影响血糖水平，也会与口服降糖药发生相互作用。另外，一些复方制剂的感冒药也会影响我们的血糖，同时它们的发汗和嗜睡的副作用也对低血糖反应的判断是一种干扰，容易掩盖低血糖症状，导致严重的后果。

绝大多数的糖尿病患者存在不同程度的心脑血管病变，服用含有血管收缩作用成分的感冒药将增加糖尿病患者发生中风的危险性。另外，感冒药一般都有解热镇痛的作用，服用后常会大量出汗，导致血液浓缩呈高凝状态，容易造成血管内血栓形成，产生严重后果。

因此，在这里还要特别提醒糖尿病患者朋友们，一旦患上感冒或者症状相似的感染性疾病，千万不要掉以轻心，一定要到正规的医院就诊。在就医的时候，千万要记得告诉医生您正在服用的口服降糖药物是什么或者您正在应用胰岛素进行糖尿病的治疗，在医生的指导下进行治疗。同时，还要注意补充水分。

92 磺酰脲类降糖药有什么使用注意事项？

（1）此类药物可以导致低血糖。

（2）此类药物对 1 型糖尿病患者无效，因为 1 型糖尿病患者的胰岛分泌功能已完全衰竭。

（3）此类药物有可能出现原发性失效（一开始服用就没有效果）或继发性失效（开始阶段有效，以后药效逐渐下降直至无效），这种情况大多与患者自身胰岛衰竭有关。

（4）孕妇禁用，哺乳期妇女不宜使用，以免受乳婴儿发生低血糖反应。

（5）磺胺类抗生素会增强磺酰脲类药的降糖效果，如果两者合用，低血糖风险将会增加。

93 双胍类药物有什么使用注意事项？

（1）有肝功异常、肾功能不全或者有心衰、肺气肿、肺心病者，不推荐服用此类药物。

（2）当您要进行手术或者 X 线造影检查的前 1~2 天，应停用此药。在造影检查 48 小时后，应检查肾功能，如结果正常，可恢复服用二甲双胍。

（3）服用双胍类药物者不宜饮酒（尤其是空腹饮酒）。因乙醇可损害肝功能，尤其是能抑制糖原异生而导致低血糖。

（4）单独应用此类药物一般不会出现低血糖，当与其他类降糖药物或胰岛素联用时，可能会导致低血糖。

α-糖苷酶抑制剂有什么使用注意事项？

（1）要与主食同时用，才能发挥降糖作用。

（2）要求在进餐时随第一口饭把该药嚼碎一起服用。

（3）可引起腹胀、肛门排气增加，偶有腹泻、腹痛。因此，有腹部手术史或肠梗阻患者、伴有明显消化吸收障碍的慢性肠功能紊乱的患者以及肝、肾功能不全者慎用。

（4）单用一般不会产生低血糖，但在与其他降糖药、胰岛素联合应用时，则有可能发生低血糖。此时，应立即口服或静脉注射葡萄糖治疗，而用果汁、白糖、淀粉类食物等治疗无效。

 胰岛素增敏剂有什么使用注意事项？

（1）不用于活动性肝病患者或丙氨酸氨基转移酶超过正常上限2倍的患者。

（2）不用于1型糖尿病患者或糖尿病酮症酸中毒的患者。

（3）不能因短期效果不明显而停换药物。同样，一旦停用此类药物，其药效往往需要几周时间才能完全消失。

（4）原则上充血性心衰和肺水肿患者忌用，用药后出现心功能不全症状者须立即停用。

96 口服降糖药应该吃多少合适？

对于糖尿病患者，任何降糖药物都无固定剂量，必须定期测量空腹血糖和糖化血红蛋白，以确定患者用药的最小有效剂量；测定糖化血红蛋白水平以监测患者的治疗效果。

97 口服降糖药有没有最大剂量？

有，常见的口服降糖药每日最大总剂量如下：二甲双胍 2g；格列本脲 15mg；格列吡嗪 30mg；格列吡嗪控释 20mg；格列喹酮 180mg；格列美脲最大初始剂量 2mg，最大维持量 6mg；格列齐特缓释 120mg；阿卡波糖 600mg；吡格列酮 45mg；罗格列酮 8mg。

98 哪些患者需要使用胰岛素？

(1) **1型糖尿病患者** 必须持续接受外源性胰岛素。

(2) **2型糖尿病患者** 口服药无效或过敏者。

(3) **合并急性并发症** 如酮症酸中毒、高肾性昏迷等。

(4) **合并严重感染** 外伤、手术等。

(5) **合并慢性并发症** 如糖尿病肾病、糖尿病视网膜病变等。

(6) **肝、肾功能不全者**。

(7) **明显消瘦伴营养不良者**。

(8) **妊娠及哺乳期患者**。

99　胰岛素什么时间注射最好？

胰岛素按照作用时间长短可分为：超短效、短效、中效、长效以及预混胰岛素。超短效、短效胰岛素外观是澄清的，中效、长效以及预混胰岛素外观混浊。只有短效胰岛素可以静脉给药。超短效胰岛素需餐前10分钟注射，短效胰岛素一般在餐前15~30分钟注射，而中效胰岛素一般在餐前30~60分钟注射。长效以及预混胰岛素一般1日注射1次，于早餐前30~60分钟注射，有时需晚餐前再注射1次，剂量根据病情而定。

100　胰岛素注射前应注意哪些问题？

（1）从冰箱中提前取出胰岛素。

（2）确认胰岛素类型。

（3）检查胰岛素外观，胰岛素是否超过有效期，是否密封无损，短效胰岛素若混浊则不能再使用。

（4）混匀胰岛素（中、长效胰岛素、预混胰岛素均需要此步骤），但不要用力摇动，以免产生气泡。如果需注射自混胰岛素时，先抽短效再抽长效。

（5）抽吸胰岛素

1）洗净双手后用酒精消毒胶盖，取消毒后注射器，抽适量空气，将针栓推至所欲取的胰岛素刻度。

2）先将胰岛素瓶口朝上，把注射器刺入瓶口，推入空气。

3）再倒置胰岛素瓶口朝下，轻轻拉出针栓至所需胰岛素剂量的准确刻度。如内含气泡，则应将针头朝上，轻弹针筒，使空气泡升到针筒颈部，然后轻推针栓使其排出。

101 胰岛素注射时应注意哪些问题？

（1）使用 75%酒精消毒注射部位。

（2）捏起注射部位皮肤，垂直或 45°进针，避免误入肌肉层。

（3）推注完毕，慢慢松开捏起的部位，停留至少 6 秒后拔出针头。并用医用棉签或卫生棉球按压注射部位 5~10 秒，不要按摩。

102 如何选择胰岛素的注射部位？

（1）最合适的注射部位包括：腹部、大腿外侧、手臂外侧 1/4 部分以及臀部。

（2）注射部位对称轮换，左边和右边各 1 周。

（3）同一注射部位内的区域轮换。

（4）注射点与注射点之间，距离约 1 指宽。

（5）不要在距脐部 5cm 的范围内注射。

（6）注射部位应距关节一横掌之外。

（7）应避免有瘢痕或硬结的部位。

（8）相同时间内注射部位相对固定。

（9）如果偶尔吃饭时间提前，则选择腹部注射；如推迟，则选择臀部注射。

（10）运动时不要注射在活动的肢体上。

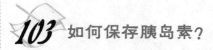**如何保存胰岛素？**

（1）尚未使用的胰岛素放置在冰箱保存（2~8℃），不要冷冻。

（2）旅行、出差时，胰岛素应随身携带，最好带上备用胰岛素。

（3）胰岛素装入笔中后，最好不要放入冰箱中，否则影响笔的使用。

（4）正在使用的胰岛素可室温（不超过30℃）保存一个月。

（5）每次注射后必须卸下针头，否则当温度变化时会有药液从针头漏出。

消化系统疾病用药篇

104 腹泻是什么？主要原因有哪些？

腹泻是一种常见症状，是指排便次数明显超过平日习惯的频率，粪质稀薄，水分增加。

腹泻可能由多种原因引起，如大肠杆菌、沙门菌、志贺菌等细菌感染；或轮状病毒、诺瓦克病毒、柯萨奇病毒等病毒感染；或摄入未煮熟的扁豆等引起的急性食物中毒；或过量冷食导致胃肠功能紊乱、肠蠕动加快引起腹泻；或进食不易消化的食物等引起消化不良，导致的腹胀、腹泻、恶心、呕吐等症状；或者由于环境改变引起的旅游者腹泻等。

105 腹泻时的常用药物有哪些？

进入炎热的夏天，到各大医院肠道门诊就诊的患者明显增多。其中相当一部分患者都是因为急性腹泻来看病的，造成的原因以不注意饮食卫生，厌热贪凉等居多。

治疗急性腹泻的药物可分为以下几类：

（1）**抗菌药**　主要包括：黄连素、庆大霉素、左氧氟沙星、氧氟沙星、环丙沙星等。

此类药物主要用于细菌感染引起的急性腹泻。

（2）**吸附剂**　主要包括：蒙脱石。

蒙脱石散剂能够吸附胃肠道的致病因子，连同大便一起排出，而且在胃肠道黏膜表面形成保护层，保护胃肠黏膜不受致病因子的损伤。而且蒙脱石散剂完全不吸收入血，非常安全。治疗急性腹泻首剂量应加倍。

（3）**微生态制剂**　主要包括：乳酸菌素、双歧杆菌三联活菌制剂、地衣芽孢杆菌活菌制剂等。

　　绝大部分需要在冰箱中冷藏保存。

106 腹泻时如何正确使用药物？

　　腹泻时的常用药物有抗菌药、吸附剂、微生态制剂等。这些药品单独应用时比较简单，只需要按照具体的药物说明书服用即可。但是如果需要两种或者两种以上合用的话，是比较有讲究的。

　　（1）当需要抗菌药物与微生态制剂合用时，应该先服用抗菌药物再辅助给予微生态制剂，以帮助恢复菌群的平衡。而且两种药物之间至少要间隔 2 小时。

　　（2）当吸附剂与微生态制剂合用时候，需要先服用吸附剂类药物，将胃肠道内的有害细菌吸附掉后，再服用微生态类制剂，才能发挥其应有的作用。两种药物至少间隔 1 小时。

　　（3）当需要以上三类药物一起应用时，抗菌药物需要最先服用，以达到杀灭病原菌的作用，微生态类药物需要最后服用，才能发挥其疗效。而吸附剂类药物需要在这两种药物之间服用，而且与每种药物之间均需要间隔 1 小时。因为其可以对以上两类药物产生吸附作用，而正确的服用方法既可以使吸附剂发挥其自身的作用，又避免了对其他两类药物的影响。

　　（4）长期或剧烈腹泻的时候，体内的水、盐的代谢容易发生紊乱，常见的为脱水症和钠、钾代谢的紊乱，严重者可危及生命。因此，在针对病因治疗的同时，还应及时补充水和电解质，以调节不平衡状态。可口服补液盐（ORS）粉剂，每袋加 500～1000ml 温开水溶解后服，每千克体重 50ml，于 4～6 小时内服完。腹泻停止后即可停止服用。

107 腹泻时如何使用抗生素？

腹泻是一种常见病，但有人不管三七二十一，只要是腹泻就吃抗生素或止泻药。殊不知，这是种非常错误的用药方法。感染性腹泻主要有两大原因，一种是由细菌引起的；另一种是由病毒引起的。这两种腹泻的用药也不一样，这就是腹泻吃抗生素还治不好的一个主要原因。所以说一定要对症下药，千万不要乱吃药。

夏季的腹泻多是因为吃了不干净的食物，由细菌导致的胃肠道细菌感染引起的，用抗生素治疗效果好。秋季腹泻多由病毒引起，因此抗生素对此种腹泻疗效不好，此种腹泻治疗上主要是用葡萄糖氯化钠注射液。要想知道是病毒性腹泻还是细菌性腹泻，最好去医院咨询或检查。在医生的指导下科学用药，这才是正确之举。

108 腹泻合理使用抗生素"三不要"原则是什么？

（1）**不要自己随意使用**　没有专业的基础知识，不知道病因，不要随意用抗生素。

（2）**不张冠李戴**　抗生素是对细菌感染引起的疾病有效，对病毒引起的疾病无益。

（3）**不随便停药**　药物在机体里只有达到一定的浓度才能发挥疗效，吃吃停停或一旦症状有所好转就停药都会影响疾病的治疗和康复。

109　腹泻使用抗生素有哪些注意事项？

诺氟沙星、环丙沙星、左氧氟沙星服药初期上腹部可有不适感，可自行消除，不需停药。一般不用于 18 岁以下未成年人；孕妇、严重肾功能不全者慎用。

诺氟沙星在服用时应注意多饮水，因其大剂量应用或尿 pH 值在 7 以上时可发生结晶尿。保持 24 小时排尿量在 1200ml 以上。可以碱化尿液的药物（如碳酸氢钠）会降低诺氟沙星的溶解度，导致结晶尿和肾毒性，因此也不能一起使用。

含有钙、铁、锌、铝和镁的药物（如补钙药、治疗贫血的药物和制酸药）不宜与诺氟沙星等同时服用，因为这些离子会与诺氟沙星结合，减少药物的药效，若不能避免时在诺氟沙星服药前 2 小时，或服药后 6 小时服用这些药物。

110　腹泻时还可以选择哪些药物？

（1）出现轻度脱水可以服用口服补液盐等，本品禁用于少尿或无尿、严重腹泻或呕吐、肠梗阻、肠麻痹、肠穿孔。

（2）出现发热时可服用对乙酰氨基酚等解热镇痛药（不宜长时间服用）。

（3）出现轻、中型急性腹泻、慢性腹泻及消化不良时可服用地衣芽孢杆菌、双歧杆菌乳杆菌三联活菌等微生态制剂，使用时与抗微生物分开服用。用≤40℃温水送服。

（4）出现急、慢性腹泻、儿童急性腹泻时可服用双八面体蒙脱石等，治疗急性腹泻首剂量应加倍。

（5）促胃肠动力药，甲氧氯普胺、多潘立酮、莫沙必利，不良反应有便秘、腹泻、皮疹等。

（6）当有痉挛疼痛出现时可服用山莨菪碱、阿托品、颠茄等，不良反应一般有口干、面红、轻度扩瞳、视近物模糊等。脑出血急性期及青光眼患者忌用。

（7）中成药类清热、解毒、止泻的如葛根芩连丸等；除湿化滞的如枫蓼肠胃康等，中成药与西药间隔半小时服用。

111 腹泻时如何选择止泻药？

止泻药，是指通过减少胃肠道蠕动或保护肠道免受刺激而达到止泻之效的药物，分为三大类：一是具有收敛及减少肠道蠕动的阿片类药物地芬诺酯、洛哌丁胺；二是收敛保护药物蒙脱石、次碳酸铋、吸着药药用炭；三是微生态制剂多维乳酸菌、地衣芽孢杆菌活菌制剂等。

止泻药常用于剧烈腹泻或长期慢性腹泻，以防止机体过度脱水，水盐代谢失调，消化及营养障碍。但是仅做为急性腹泻治疗中补液以外的辅助治疗，不能代替补液剂使用。疑为急性感染性腹泻患者、溃疡性结肠炎和抗生素相关性结肠炎患者也要禁用阿片类止泻药。

112 为什么腹泻不可滥用止泻药？

腹泻可以是身体的一种保护性反应。在感染性腹泻、食物中毒等情况下，人体通过腹泻将细菌、病毒及其所产生的毒素排出体外，减少对人体的损害，这时一发现腹泻就赶紧用止泻药是不正确的。

此外，急性腹泻往往不是一种独立的疾病，而可能是其他疾病的一种症状，同时可伴有呕吐、发热、腹痛、腹胀、黏液便、血便等症状。

如伴有发热、腹痛、呕吐等常提示急性感染；如伴大便带血、贫血、消瘦等需警惕肠癌；如伴腹胀、食欲差等需警惕肝癌；伴水样便则需警惕霍乱弧菌感染。这时更重要的是针对病因进行治疗，而不能应用止泻药掩盖症状，贻误病情。

113 慢性胃病患者不能服哪些药物？

慢性胃病是一种常见的疾病，一般是指胃炎和胃、十二指肠溃疡病。有资料统计显示，我国成人中约有38%的人患有慢性胃病，疾病常常影响饮食和睡眠，严重者甚至影响正常工作，同时慢性胃病与胃癌的发生也有一定的联系，应引起足够的重视。

多数口服药物需要通过胃肠系统进行传递、消化和吸收，所以胃肠道首当其冲地受到某些药物的刺激及损害。有资料表明，因用药不慎而导致胃炎、胃肠道溃疡和出血等疾病的，约占胃病总人数的1/3以上，且有逐年增加的趋势。一般来说，在胃病的急性期、活动期，需要禁用下述药物。

一是破坏胃黏膜上皮细胞的脂蛋白层，以致胃黏膜屏障被破坏的药物。如水杨酸制剂阿司匹林等，这类药物在胃内酸性环境下，能直接破坏胃黏膜上的上皮细胞的脂蛋白层，以致胃黏膜屏障被破坏，导致炎症的发生。

二是降低胃黏膜腺体的分泌，削弱胃黏膜屏障保护作用的药物。如肾上腺糖皮质激素类药物泼尼松、地塞米松、可的松等，胃、十二指肠溃疡病患者使用上述药物后，会诱发加重病情，严重者可出现胃出血和穿孔。

三是抑制胃黏膜分泌前列腺素 E 的药物。前列腺素 E 有保护胃黏膜的作用，当服用解热镇痛抗炎类药物保泰松、布洛芬等时，前列腺素 E 被抑制或分泌减少，可造成胃黏膜损伤，加重胃部症状。

另外，洋地黄、碘剂、四环素、奎宁、利血平、组织胺等药物，均对胃黏膜有不同程度的损伤。

 114 慢性胃病患者如何服药？

慢性胃病是一种常见的疾病，一般是指胃炎和胃、十二指肠溃疡病。有些药在胃病的稳定期、缓解期应避免服用。如果必须使用上述药物的话，怎么办呢？

首先，应在饭后服药，避免空腹服药，这样能减少药物与胃黏膜的直接接触，从而减少对胃黏膜的损害。其次，对于长期服用有胃肠道刺激性的药物的患者，应在服药前，先服用组织胺 H_2 受体拮抗剂如法莫替丁和胃黏膜保护剂如硫糖铝等。此外有胃炎史者应尽量选择肠溶性的药物，如肠溶阿司匹林等。

115 抑酸药有哪些类型？

抑酸药又称胃酸分泌抑制剂，是消化系统的常用药物。常用的抑酸药物主要分为四类：

（1）**H_2 受体拮抗剂** 此类药物作用机制是通过选择性抑制 H_2 受体而减少胃酸分泌，降低胃酸和胃蛋白酶活性。如雷尼替丁、法莫替丁、西咪替丁等。

（2）**质子泵抑制剂** 其作用机制是通过特异性地作用于胃黏膜壁细胞，降低细胞中 H^+-K^+-ATP 酶的活性，从而抑制胃酸分泌。如奥美拉唑、埃索美拉唑、泮托拉唑等。

（3）**选择性抗胆碱药** 此类药物对胃壁细胞的毒蕈碱受体有高度亲和性，可选择性地抑制胃酸分泌，而对其他部位的胆碱能受体作用微弱，如哌仑西平。

（4）**胃泌素受体拮抗剂**   与胃泌素组成相似，可竞争性地拮抗胃泌素的作用，抑制胃酸分泌，如丙谷胺。

116 抑酸药使用时有哪些不良反应？

长期服用抑酸药除存在头痛、头晕、腹胀、厌食、便秘或腹泻等不良反应外，还有其他不良反应，如雷尼替丁对肝有一定毒性，法莫替丁可引发心血管异常，哌仑西平可导致精神紊乱等，特别是长期服用抑酸药使某一部分胃酸分泌受体被长期抑制，易导致胃黏膜萎缩、胃酸减少、胃肠道菌群紊乱和亚硝酸盐增高，因此有引发消化道癌症的危险。质子泵抑制剂能 24 小时持续抑制胃酸分泌，长期服用在治疗胃溃疡的同时也可引起萎缩性胃炎、胃息肉增长、胃的肠嗜铬细胞增生和胃部类癌。

117 抑酸药应该什么时候吃？

质子泵抑制剂的吸收容易受到胃内食物的干扰，且分泌胃酸的质子泵夜间处于休眠状态，故质子泵抑制剂应在早餐前空腹状态下服用，可发挥最佳作用。而其他类药物在餐前，餐后服用均可。H_2 受体拮抗剂如西咪替丁，因其抑制基础胃酸和夜间胃酸的分泌，故可选择在餐后和夜间睡前服用。

118 抑酸药应该服用多长时间？

虽然多数抑酸药属于非处方药，老胃病患者可以自主服用，但连续服用一般不应超过两个月。因不同的抑酸药阻断不同的胃酸分泌受体，适当更换抑酸药的种类有助于缓解不良反应的发生，例如，服用一个月的埃索美拉唑，再改服一个月的雷尼替丁或其他抗酸药、胃黏膜保护剂等较为稳妥。

119 抑酸药服用有哪些注意事项？

胃动力药多潘立酮与西咪替丁、雷尼替丁等合用，由于蠕动加快，缩短了后者在胃中的停留时间，会影响其作用发挥，要尽量避免同时应用。

奥美拉唑具有酶抑制作用，可以延长地西泮、苯妥英钠及华法林等药物的药效，因此，最好避免同时服用。

西咪替丁有掩盖胃癌症状的可能性，因此，须在排除胃癌后再服用该药。

西咪替丁是肝药酶抑制剂，可通过抑制肝药酶（CYP450）使多种药物的代谢清除率下降，血药浓度升高，药理作用增强。故如果患者合并用多种药物时，应注意药物相互作用，可用雷尼替丁或法莫替丁代替。

肾功能不全或孕妇及哺乳妇女慎用或不用法莫替丁、西咪替丁。孕妇及哺乳妇女慎用奥美拉唑、兰索拉唑。

120 什么是胃黏膜保护剂?

胃黏膜保护剂是具有保护和增强胃黏膜防御机能的一类药物。其作用不仅在于保护胃肠道黏膜屏障,还具有细胞保护作用,并能促进黏液分泌,增强黏液屏障作用。胃黏膜保护剂进入胃肠道后可迅速与黏膜结合,尤其是与受损黏膜相结合后形成薄膜,覆盖在黏膜表面,使之不再受到各种有害物质(消化液、药物等)的侵袭,起隔离作用。黏膜保护剂还可促使消化道黏膜细胞分泌黏液等保护性物质,有促进黏膜修复的作用。

胃黏膜保护剂在消化系统临床治疗中有广泛的用途,适用于治疗所有与消化道黏膜损伤有关的疾病,包括消化性溃疡、急慢性胃炎、成人及儿童的急慢性腹泻、胃-食管反流、食管炎、结肠炎、肠易激综合征等疾病的治疗。

121 胃黏膜保护剂有哪些类型?

胃黏膜保护剂可分为以下几类:胶体铋剂,代表药物有枸橼酸铋钾、胶体果胶铋等;前列腺素及其衍生物,如米索前列醇等;其他还有硫糖铝、替普瑞酮、吉法酯等。

122 胶体铋剂有什么特点,使用时有哪些注意事项?

此类药物具有胶体特性,可在胃黏膜上形成牢固的保护膜并通过铋离子对幽门螺旋杆菌的杀灭作用而发挥抗溃疡作用，如枸橼酸铋钾、胶体果胶铋等。这类药的主要优点在于能减少溃疡复发率。不良反应较少，由于过量胶体铋剂能引起急性肾功能衰竭，故严重肾功能不全者忌用该药。少数患者可出现便秘、恶心、一过性血清转氨酶升高等。

123 前列腺素及其衍生物有什么特点，使用时有哪些注意事项？

此类药物有强大的细胞保护作用，减少胃酸分泌，发挥抗溃疡作用，如米索前列醇等。该药主要应用于非类固醇抗炎剂服用者，可以预防和减少胃溃疡的发生。常见的不良反应是腹痛和腹泻，另外可导致出血和孕妇流产，因此孕妇忌用。该类药物不作为消化性溃疡的常规治疗药物。

124 硫糖铝如何保护胃黏膜？

硫糖铝是硫酸化二糖和氢氧化铝的复合物，在酸性胃液中凝聚成糊状黏稠物，可附着于胃、十二指肠黏膜表面，与溃疡面的附着作用尤为显著，覆盖于溃疡面上之后，阻止胃酸、胃蛋白酶继续侵袭溃疡面，有利于黏膜上皮细胞的再生和阻止氢离子向黏膜内逆弥散，从而促进溃疡的愈合。

125 替普瑞酮如何抗溃疡？

替普瑞酮是一种萜烯类化合物，具有广谱抗溃疡作用，是直接增加黏液分泌和促进细胞再生的新型胃黏膜保护剂。治疗急、慢性胃炎和胃溃疡具有良好的疗效。

126 什么是消化不良？

消化不良是指具有上腹痛、上腹胀、早饱、嗳气、食欲不振、恶心、呕吐等不适症状，经检查排除引起上述症状的器质性疾病的一组临床综合征。症状可持续或反复发作，病程超过一个月或在过去的十二月中累计超过十二周。消化不良是临床上最常见的一种功能性肠胃病。

127 消化不良有什么表现？

主要有上腹痛、上腹胀、早饱、嗳气、食欲不振、恶心、呕吐等。可单独或以一组症状出现。

早饱是指进食后不久即有饱感，以致摄入食物明显减少；上腹胀多发生于餐后，或呈持续性进餐后加重；早饱和上腹胀常伴有嗳气；恶心、呕吐并不常见，往往发生在胃排空明显延迟的患者，呕吐多为当餐胃内容物。

很多患者同时伴有失眠、焦虑、抑郁、头痛、注意力不集中等精神症状；在病程中症状也可发生变化，起病多缓慢，经年累月，持续性或反复发作，不少患者有饮食、精神等诱发因素。

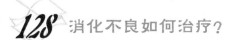

128 消化不良如何治疗？

（1）**抑酸药**　一般用于腹痛为主要症状的患者，可选择性地用 H_2 受体拮抗剂，如雷尼替丁和法莫替丁，或质子泵抑制剂，如奥美拉唑和兰索拉唑。

（2）**促胃肠动力药**　一般适用于上腹胀、早饱、嗳气为主要症状的患者。选择性地服用多潘立酮、伊托必利、莫沙必利和西沙比利等。

（3）**根除幽门螺杆菌治疗**　对小部分有幽门螺杆菌感染的消化不良患者可能有效。

（4）**其他**　可用黏膜保护剂，如氢氧化铝凝胶、铋剂、硫糖铝、麦滋林-S 等。

129 如何预防消化不良？

应建立良好的生活习惯，避免烟、酒及服用非甾体抗炎药，避免食用曾诱发消化不良症状的食物。患者应注意减轻精神压力，适当体育锻炼，合理饮食结构等。

130 什么是消化性溃疡？

消化性溃疡主要指发生于胃和十二指肠的慢性溃疡，是一种多发病、常见病。溃疡的形成有各种因素，其中酸性胃液对黏膜的消化作用是溃疡形成的基本因素。酸性胃液接触的任何部位，都有可能出现溃痨，但绝大多数的溃疡发生于十二指肠和胃，故又称胃、十二指肠溃疡。

胃酸分泌过多、幽门螺杆菌感染和胃黏膜保护作用减弱等是引起消化性溃疡的主要原因。胃排空延缓和胆汁反流、胃肠肽的作用、遗传因素、药物因素、环境因素和精神因素等，都和消化性溃疡的发生有关。

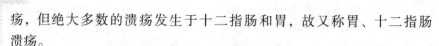

131 消化性溃疡疼痛有什么特点？

消化系统溃疡导致的疼痛有上腹疼痛、长期反复发作的特点。尤以十二指肠溃疡更为突出。中上腹疼痛发作可持续几天、几周或更长，之后需较长时间的缓解。全年都可发作，但以春、秋季节发作者多见。整个病程一般6~7年，有的可长达一二十年，甚至更长。

疼痛性质多呈钝痛、灼痛或饥饿样痛，一般较轻而能耐受，持续性剧痛说明可能存在溃疡穿透或穿孔。

疼痛常因精神刺激、过度疲劳、饮食不慎、药物影响、气候变化等因素诱发或加重；可通过休息、进食、服制酸药、以手按压疼痛部位、呕吐等方法来减轻或缓解疼痛。

132 胃溃疡和十二指肠溃疡导致的疼痛有什么区别？

（1）**疼痛时间** 十二指肠溃疡的疼痛常在两餐之间发生，持续不减直至下餐进食或服制酸药物后缓解。一部分十二指肠溃疡患者，由于夜间的胃酸较高，尤其是在睡前曾进餐者，可发生半夜疼痛。胃溃疡疼痛的发生较不规则，常在餐后1小时内发生，经1~2小时后逐渐缓解，直至下餐进食后再次出现上述规律。

（2）**疼痛部位** 十二指肠溃疡的疼痛多出现于中上腹部，或在脐上方，或在脐上方偏右处；胃溃疡疼痛的位置也多在中上腹，但稍偏高处、偏左处。疼痛范围约数厘米直径大小。

133 消化性溃疡的治疗原则是什么？

应先消除病因，根除幽门螺杆菌，禁用或慎用对胃黏膜有损伤的药物，注意饮食，戒除不良生活习惯等。

134 消化性溃疡患者应如何注意饮食？

养成良好的饮食习惯；做到定时定量，少量多餐；温度适宜，饮食的温度应以"不烫不凉"为度；细嚼慢咽，切忌暴饮暴食；饮水择时，最佳的饮水时间是晨起空腹时及每次进餐前 1 小时，餐后立即饮水会稀释胃液，用汤泡饭也会影响食物的消化；补充维生素 C，要多吃富含维生素 C 的蔬菜和水果；尽量选择营养价值高、细软、易消化食物；少吃油炸、腌制食物；戒刺激性的食物，如咖啡、酒、辣椒、芥末、胡椒等；戒产气性食物：如啤酒、雪碧、可乐等碳酸饮料以及土豆、地瓜、生葱、生蒜、生萝卜、蒜苗等。

135 什么是胃炎？

胃炎是多种原因引起的胃黏膜炎症和损伤，常伴有上皮损伤和细胞再生。胃炎是最常见的消化系统疾病之一。按临床发病的缓急和病程长短，一般将胃炎分为急性胃炎和慢性胃炎。

136 胃炎有什么临床表现？

大多数胃炎患者有上腹痛。上腹部疼痛多数无规律，与饮食无关。疼痛一般为弥漫性上腹部灼痛、隐痛、胀痛等。部分患者会感到腹胀、嗳气、反复出血。其他表现还有食欲不振、反酸、恶心、呕吐、乏力、便秘或腹泻等。

137 胃炎如何治疗？

一般治疗原则有戒烟忌酒，避免使用损害胃黏膜的药物如阿司匹林、消炎痛、红霉素等，饮食宜规律，避免过热、过咸和辛辣食物，积极治疗慢性口、鼻、咽部感染病灶。

药物治疗有：

(1) **胃黏膜保护药**　常用的药物有胶体次枸橼酸铋、硫糖铝、麦滋林-S、氢氧化铝凝胶、胃膜素等。

(2) **调整胃肠运动功能药物**　上腹饱胀可用多潘立酮等。打嗝、腹胀或有反流现象为主者，可用胃动力药，如西沙必利等。

(3) **根除幽门螺杆菌感染**　目前常用的是三联疗法或四联疗法。经典的三联疗法为奥美拉唑（或者泮托拉唑、雷贝拉唑）+克拉霉素（或左氧氟沙星）+阿莫西林（或甲硝唑），四联疗法是在三联疗法的基础上加入枸橼酸铋钾。

(4) **制酸剂**　常用的药物有西咪替丁、雷尼替丁、法莫替丁、碳酸氢钠（小苏打）、氢氧化镁、氢氧化铝凝胶等。

(5) **止痛药**　上腹疼痛较重者可口服阿托品、溴丙胺太林（普鲁本辛）、颠茄片或654-2，以减少胃酸分泌和缓解腹痛症状。

（6）**其他对症治疗药**　可用助消化药，如胰酶、酵母片、乳酶生、二甲硅油片等。如有反酸现象也可用抑酸药，如西咪替丁、雷尼替丁、法莫替丁等。防止胆汁反流可服铝碳酸镁、考来烯胺（消胆胺）以吸附胆汁；有呕血、便血者，可用甲氰米胍口服。

138　为什么说幽门螺杆菌感染与胃癌密切相关？

幽门螺杆菌能够引起慢性胃炎，患者感染幽门螺杆菌后产生多种致病因子，从而引起胃黏膜损害。感染幽门螺杆菌后，可能使患胃癌的危险性增加 2.7～12 倍。因此，世界卫生组织将幽门螺杆菌定为人类Ⅰ类致癌原。我国是幽门螺杆菌感染高发国家之一，治疗消化性溃疡、预防胃癌的一个可行措施就是预防并根除幽门螺杆菌感染。

139　为什么要多药联合治疗幽门螺杆菌？

幽门螺杆菌对抗菌药物有较大的抵抗力，单种药物治疗成功率不超过 50%，只有几种抗菌药物合用才有较高的成功率。通常需要"三联治疗方案"或"三联疗法"，此法是指选用 1 种质子泵抑制剂或者枸橼酸铋加 2 种抗菌药连续服用 14 天。

140　幽门螺杆菌会传染吗？

幽门螺杆菌感染会传染。父母感染了幽门螺杆菌，子女的感染机会比其他家庭高得多。家中有人感染时，一定要分餐，并且餐后对餐具消毒。

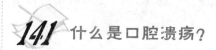

141　什么是口腔溃疡？

　　口腔溃疡是口腔黏膜疾病中发病率最高的一种疾病，普通感冒、消化不良、精神紧张、郁闷不乐等情况均能偶然引起口腔溃疡，多发于唇、颊、舌缘等部位。发病年龄一般在 10~30 岁之间，女性较多，一年四季均能发生。口腔溃疡有自限性，发病后能在 10 天左右自愈。

142　口腔溃疡有什么表现？

　　初起病变处敏感或出现针尖样大小或稍大的充血区，短期内即形成直径在 2~4mm、圆形或椭圆形、边界清晰的浅小溃疡。中心微凹陷，表面覆有一层淡黄色假膜，溃疡周围黏膜充血呈红晕状。溃疡形成后有较剧烈的烧灼痛。可并发口臭、慢性咽炎、便秘、头痛、头晕、恶心、乏力、烦躁、发热、淋巴结肿大等全身症状。由于口腔溃疡很容易复发，造成患者生活甚为不便和痛苦。

　　轻度的口腔溃疡经 7~10 天可逐渐自愈，一般不留瘢痕。但是经长短不一的间歇期后又可复发。严重的可以局部有剧烈疼痛，伴有局部淋巴结肿大、发热等，病程常在 1 个月以上，愈后可能会遗留瘢痕。

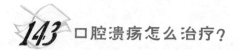

143　口腔溃疡怎么治疗？

　　口腔溃疡以局部口腔治疗为主，主要目的是消炎、止痛，促进溃疡愈合。治疗药物有以下几种：

（1）**含漱剂**　主要有金霉素溶液、氯己定洗必泰溶液和呋喃西林溶液等。

（2）**含片**　主要有杜米芬含片、溶菌酶含片和氯己定含片。

（3）**散剂**　主要有冰硼散、锡类散、青黛散、养阴生肌散等。此外，复方倍他米松撒布亦有消炎、止痛、促进溃疡愈合作用。

（4）**药膜**　其基质中含有抗生素及可的松等药物。贴于溃疡上，有减轻疼痛，保护溃疡面，促进愈合的作用。

（5）**止痛剂**　可用 0.5%～1% 普鲁卡因液，或者 0.5%～1% 地卡因液，涂于溃疡面上，连续 2 次，用于进食前暂时止痛。

144 如何预防口腔溃疡？

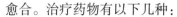

个人身体素质与口腔溃疡的发生息息相关，要预防口腔溃疡，首先应当在日常生活中注意口腔卫生，避免损伤口腔黏膜，避免辛辣性食物刺激和局部受刺激；其次保证充足的睡眠时间，避免过度疲劳；最后应当注意日常生活要规律，营养注意均衡，养成定期排便的习惯。

呼吸系统疾病用药篇

145 什么是急性上呼吸道感染？

急性上呼吸道感染简称上感，是包括鼻腔、咽或喉部急性炎症的总称。全年皆可发病，冬春季较多。急性上呼吸道感染根据病因的不同可分为以下几种类型：普通感冒、病毒性咽炎和喉炎、疱疹性咽峡炎、咽结膜热、细菌性咽-扁桃体炎。以上各种类型可能并发急性鼻窦炎、中耳炎、气管-支气管炎、肾小球肾炎、心肌炎、风湿热等。辅助检查：病毒感染时，白细胞总数正常或偏低，淋巴细胞分类偏高；细菌感染时，白细胞总数和中性粒细胞分类增多。细菌性咽-扁桃体炎可通过咽拭子培养来判断细菌类型和药物敏感试验。应用免疫荧光法、酶联免疫吸附法、血清学诊断和病毒分离来判断病毒的类型。

146 引起急性上呼吸道感染的病原体是什么？

有 70%~80% 的患者是由病毒引起。包括鼻病毒、冠状病毒、腺病毒、流感和副流感病毒、呼吸道合胞病毒、埃可病毒、柯萨奇病毒等。另有 20%~30% 的患者是由细菌引起。细菌感染可直接感染或继发于病毒感染之后，以溶血性链球菌最为常见，其次为流感嗜血杆菌、肺炎球菌、葡萄球菌等，偶或为革兰阴性细菌。

147 急性上呼吸道感染应如何治疗？

由于引起上呼吸道感染的病毒种类多，目前尚无特殊有效的抗病毒药物，因此本病的主要治疗为以下几个方面：保持室内空气流通、多休息、多饮水、戒烟；对症处理：应用解热镇痛药、减少鼻咽充血和分泌物的药物，如对乙酰氨基酚、双酚伪麻片等；抗菌药物：如存在细菌感染，可根据病原菌选用抗生素，常用大环内酯类、β-内酰胺类或氟喹诺酮类药物；无细菌感染证据时，不主张常规使用抗菌药物；抗病毒药物治疗：早期应用有一定效果，如利巴韦林、金刚烷胺和金刚乙胺及奥司他韦等。

148 普通感冒与流行性感冒的区别是什么？

普通感冒俗称"伤风"，又称急性鼻炎或上呼吸道卡他，以鼻部卡他症状为主要表现。一般无发热及全身症状，或仅有低热、不适、轻度畏寒和头痛。流行性感冒，简称流感，是由流感病毒引起的、经飞沫、人与人间的接触或与被污染物品的接触传播的急性呼吸道传染病。疾病多急骤，症状变化很多，主要以全身中毒症状为主，呼吸道症状轻微或不明显。临床表现和轻重程度差异较大。

149 流行性感冒应如何治疗？

正确的治疗方案包括对症处理和抗病毒治疗两方面。对症处理指的是患者应及早卧床休息，多饮水。高热与肌痛较重者可用解热镇痛药，如对乙酰氨基酚等，但应防止出汗过多所致的虚脱。抗病毒药物如金刚烷胺并非作为常规使用，且仅对甲型流感病毒有效。由于流感不属于细菌感染，故使用抗菌药物治疗是无效的。

150 为什么抗菌药物不能治疗病毒感染？

细菌和病毒在大小、结构、生存繁殖方面有着明显区别。首先，细菌的大小通常以微米来衡量，而病毒的大小以纳米来衡量。其次，细菌具有一定的细胞结构，即细胞壁、细胞膜、细胞质、核质体等部分，而病毒不具有以上所述的细胞结构，它是由核衣壳包裹遗传物质所构成。最后，细菌根据其生存方式可以分为自养性和异养性，即一部分细菌可以通过光合作用或者是将无机物转化成为有机物质的化能方式而达到生存的目的。病毒就没细菌那样能干了，它们只能依靠寄生于宿主体内的形式而存活。在繁殖时细菌主要采用二分裂的方法，就是我们通常所说的一个变两，两变四的方式。病毒则必须侵入到宿主体内，利用宿主的合成机制来合成它们自己所需的蛋白质等物质来构建自己的"身体"。

正是由于细菌与病毒在以上方面的差异，其治疗上亦分为抗菌药物和抗病毒药物。分别针对其结构、繁殖方式等，作用于不同的位点而起效。故由病毒感染所致的流感使用抗菌药物治疗是无效的，而滥用抗菌药物更是可以导致细菌耐药性的增加，从而催生了超级细菌，它们的共性即是对几乎所有的抗菌药物都有强劲的耐药性，当我们面对这类细菌的时候只能束手无策。

151 感冒一定要输液吗？

在医院常见患者对医生说："大夫，我感冒了，给我输液吧！输最贵的药，我能好得快些。"其实，药品的好坏不能用价格的高低来衡量，医生用药是针对引起疾病的病原体来选择的。如口腔感染，常是厌氧菌引起的，医生一般首选价格便宜的甲硝唑；青霉素价格很便宜，如果在针对适应证的情况下使用，它就是物美价廉的好药。

感冒也不一定都要输液，只有病情较重、持续高热、不思饮食，才给予输液治疗和补充体液。如果患者有头痛、高热或咳痰等症状，为慎重起见，应到正规医院检查，结果如不是细菌感染，就无需使用抗菌药物，而且发热至38.5℃以上才可服用退热药。在医院常遇到白天看过医生的患儿，晚上又回到医院，问其原因是晚上又发热了，遇此情况，家长不必着急往返于医院，若孩子体温再度超过38.5℃，可每4~6小时服用一次退热药，一天不超过4次，若体温未达到38.5℃，就可以多饮水并根据医嘱进行物理降温。

152 感冒时，哪种情况需要使用抗菌药物？

上呼吸道病毒感染目前尚无特殊抗病毒药物，通常以对症处理、多休息、多饮水、保持室内空气流通为主。抗菌药物仅在明确或有充分证据提示继发细菌感染时才使用。

153 抗菌药物一天吃几次？

如果合并细菌感染，确实需要服用抗菌药物，应严格按照说明书或医嘱服用，不要擅自更改服药次数，因不同种类的抗菌药物用药频次是不同的。青霉素类、头孢菌素类和其他β-内酰胺类、红霉素、克林霉素等消除半衰期短者，应一日多次给药。氨基糖苷类、氟喹诺酮类等一般一日给药1次。此外，有的抗菌药物在使用时需首剂加倍，指通常第一次给予常用量的加倍量，建议首剂加倍最好在医师或药师的指导下进行。

154 抗菌药物要吃多久?

有些患者对抗菌药物期望值过高,使用某种抗菌药物一两天,没明显好转,就迫不及待自行换用其他种类的抗菌药物,这样做是不对的。因为通常药物起效是需要一定时间的,至少应观察 3 天,如 3 天后仍不见好转,应咨询医生。此外,也不要症状刚刚消失,就停止用药,一般抗菌药物应使用至症状消失或化验结果正常后 3 天方可停药。

因为抗菌药物使用以后,微生物可通过产生耐药性作为保护自己的措施。如果使用抗菌药物时间过长、使用的剂量不够或频繁换药,容易诱导细菌产生耐药性。不但不易达到理想的治疗效果,更容易使严重感染的患者将来处于无药可用的境地。

155 服用抗菌药物的注意事项有哪些?

一般情况下,抗菌药物不宜与含有益生菌成分的药物同时使用,因前者会影响后者的疗效,因此两药应间隔 2 小时以上使用。服用磺胺类药物最好适当多饮水,促进其从肾脏排泄,减少它在肾脏的结晶,避免对肾脏的损害。喹诺酮类药物(如诺氟沙星、环丙沙星、氧氟沙星)可致儿童关节病变,因此不适宜 18 岁以下的未成年人使用,有些家长给腹泻的儿童服用诺氟沙星(氟哌酸),这种做法是不可取的。

156 哪些饮食有利于冬季防治流感？

冬季有保健医疗性质的水果，首先就是梨。中医认为，梨有生津止渴、止咳化痰、清热降火、养血生肌、润肺去燥等功能，最适宜于冬季发热和内热的患者食用。尤其对肺热咳嗽、小儿风热、咽干喉痛、大便燥结症较为适宜。民间也流传"几颗杏桃三把火，日食数梨不为多"的谚语。中医认为，吃梨还可帮助消化、促进食欲，并有良好的解热利尿作用。每天吃上 1~2 个梨可有效缓解冬燥。

荸荠是寒性食物，有清热泻火的良好功效。既可清热生津，又可补充营养，最宜用于发热患者。它具有凉血解毒、利尿通便、化湿祛痰、消食除胀等功效，可治疗热病伤津、口燥咽干、肺热咳嗽、痰浓黄稠等症。荸荠属于生冷食物，对脾肾虚寒和有血瘀的人来说不太适合。

萝卜性平，味辛、甘，入脾、胃经；具有消积滞、化痰清热、下气宽中、解毒等功效；中医认为萝卜有消食、化痰定喘、清热顺气、消肿散瘀之功能。大多数幼儿感冒时出现喉干咽痛、反复咳嗽、有痰难吐等上呼吸道感染症状。多吃点爽脆可口、鲜嫩的萝卜，不仅开胃、助消化，还能滋养咽喉，化痰顺气，有效预防感冒。

157 什么是慢性支气管炎？

慢性支气管炎是指气管、支气管黏膜及其周围组织的慢性非特异性炎症，是一种常见病、多发病，临床出现有咳嗽、咳痰或喘息等症状，每年持续三个月，并连续两年或更长。致病原因是由急性支气管炎未及时治疗，经反复感染，长期刺激造成的。过敏可能是引起慢性支气管炎的重要原因，同时慢性支气管炎也是重感冒或流行性感冒的并发症。吸烟、受凉、伤风、粉尘、机体过敏、气候变化以及大气污染等，都会使支气管和细支气管一再受到感染，导致这些管道壁变厚，气道扭曲变窄，支气管管壁过度收缩或被过多黏液阻塞，便会造成慢性支气管炎。慢性支气管炎的第一个症状就是咳嗽，有时干咳，有时咳白黏液痰。到末期严重者会有呼吸困难、喘鸣等症状。

158 慢性支气管炎都有哪些表现？

慢性支气管炎起病前往往有急性支气管炎、流感、肺炎等急性呼吸道感染史。突出表现为长期、反复、逐渐加重的咳嗽。轻者仅在冬春季节发病，尤以清晨起床前后最明显，白天咳嗽较少。夏秋季节，咳嗽减轻或消失。重症患者则四季均咳，冬春加剧，日夜咳嗽，早晚尤为剧烈。痰呈白色黏液泡沫状，晨起较多，常因黏稠而不易咯出。在感染或受寒后症状迅速加剧，痰量增多，黏度增加，或呈黄色脓性痰或伴有喘息。偶因剧咳而痰中带血。当合并呼吸道感染时，由于细支气管黏膜充血水肿，痰液阻塞及支气管管腔狭窄，可以产生气喘（喘息）症状。患者咽喉部在呼吸时发生喘鸣声，肺部听诊时有哮鸣音。

159 慢性支气管炎的急性发作期应如何治疗？

（1）**首先控制感染**　应患者所在地的常见致病菌和病原菌药敏结果选用抗菌药物，可选择的有青霉素类、头孢菌素类、喹诺酮类抗菌药物等。轻症可口服，较重患者用肌注或静脉滴注抗菌药物。

（2）**祛痰、镇咳**　对急性发作期患者在抗感染治疗的同时，应用祛痰药及镇咳药物，以改善症状。常用药物有溴己新、氨溴索、羧甲半胱氨酸和复方甘草合剂等。对老年体弱无力咳痰者或痰量较多者，应协助排痰，畅通呼吸道。应避免应用镇咳剂，以免抑制中枢及加重呼吸道阻塞和产生并发症。

（3）**解痉、平喘药物**　常选用氨茶碱、特布他林等口服，或用沙丁胺醇等短效支气管舒张剂吸入。若持续存在气流受限，需要进行肺功能检查。如果明确慢阻肺的诊断，必要时使用长效支气管舒张剂吸入或糖皮质激素加长效支气管舒张剂吸入。

（4）**雾化疗法**　雾化吸入可稀释气管内的分泌物，有利排痰。如痰液黏稠，不易咳出，雾化吸入有一定帮助。

160　慢性支气管炎的缓解期应如何治疗？

慢性支气管炎在缓解期的治疗主要需避免发病的高危因素、急性加重的诱发因素以及增强机体免疫力。戒烟、控制职业和环境污染，减少有害气体或颗粒的吸入，可以减轻气道和肺的异常炎症反应，同时重视感冒防治，必要时使用流感疫苗。

161　预防慢性支气管炎，日常生活中应注意哪些方面？

（1）**戒烟**　如果患有慢性支气管炎而且还吸烟，那么戒烟能大幅地提升康复的机会。90%~95%的慢性支气管炎直接源于吸烟。戒烟后，支气管炎会有所改善，注意消除或避免烟雾和刺激性气体对呼吸道的影响。

（2）**适当进行体育锻炼**　适当进行体育锻炼并尽量选择不太激烈的运动项目，以利于改善呼吸系统的机能，增强对寒冷和疾病的抵抗力。

（3）**注意清除痰液**　老年人治疗慢性支气管炎，应注意痰液的排除，以防痰液堵塞呼吸道造成窒息。对久病、咳痰无力的老人，家人应帮其翻身拍背以利清除痰液。

162 慢性支气管炎患者应如何进行饮食调理？

（1）**食物宜清淡**　新鲜蔬菜，如白菜、菠菜、油菜、萝卜、胡萝卜、西红柿、黄瓜、冬瓜、百合等，不仅能补充多种维生素和无机盐的供给，而且具有清痰、去火、通便等功能；黄豆及豆制品含人体需要的优质蛋白，可补充慢性支气管炎对机体造成的营养损耗，又无聚痰化火之弊端。

（2）**咳嗽日久不愈，耗伤正气，肺脾虚弱**　平时应多选用具有健脾、益肺、补肾、理气、化痰的食物，如猪、牛、羊肺脏及枇杷、橘子、梨、百合、大枣、莲子、杏仁、核桃、蜂蜜等，这些有助于增强体质，改善症状。

（3）**忌食海腥油腻之品**　因"鱼生火、肉生痰"，故慢性支气管炎患者，应少吃黄鱼、带鱼、虾、蟹、肥肉等，以免助火生痰。

（4）**不吃刺激性食物**　如辣椒、胡椒、蒜、葱、韭菜等辛辣之物，均能刺激呼吸道使症状加重；菜肴调味也不宜过咸、过甜，冷热要适度。

163 什么是支气管哮喘？

支气管哮喘（简称哮喘）是常见的慢性呼吸道疾病之一。是由多种炎症细胞，如嗜酸性粒细胞、肥大细胞、T淋巴细胞等和细胞组分参与的气道慢性炎症性疾病。这种慢性炎症导致气道高反应性的产生，通常出现广泛多变的可逆性气流受限，并引起反复发作喘息、气急、胸闷或咳嗽等症状，常在夜间和（或）凌晨发作、多数患者可自行缓解或经治疗缓解。

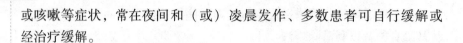

164　诱发支气管哮喘的原因有哪些？

目前认为支气管哮喘是一种有明显家族聚集倾向的多基因遗传性疾病，它的发生既受遗传因素又受环境因素的影响。

大多数哮喘在婴幼儿期起病，诱发原因主要是吸入过敏原，病毒性上呼吸道感染、剧烈活动或接触某些刺激性气体。

最常见的过敏原主要有尘螨、真菌和花草粉等。尘螨是最常见的变应原，是哮喘在世界范围内重要的发病因素。花粉与草粉是最常见的引起哮喘发作的室外变应原。木本植物（树花粉）常引起春季哮喘，而禾本植物的草类花粉常引起秋季哮喘。其他常见的过敏原有谷物粉、面粉、动物皮毛、木材、丝、麻、木棉、饲料、蘑菇、松香、活性染料、乙二胺等。食物过敏原有牛奶、鸡蛋、鱼、虾、蟹等海鲜及调味类食品等，常可诱发哮喘患者发作。

165　支气管哮喘的发病特点有哪些？

典型的支气管哮喘出现反复发作的胸闷、气喘及呼吸困难、咳嗽等症状。在发作前常有鼻塞、打喷嚏、眼痒等先兆症状，发作严重者可短时间内出现严重呼吸困难、低氧血症。有时咳嗽为唯一症状（咳嗽变异型哮喘）。在夜间或凌晨发作和加重是哮喘的特征之一。哮喘症状可在数分钟内发作。有些症状较轻可自行缓解，但大部分需积极处理。

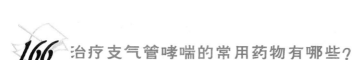

166 治疗支气管哮喘的常用药物有哪些？

治疗哮喘的药物可以分为控制药物和缓解药物。

（1）**控制药物**　是指需要长期每天使用的药物。这些药物主要通过抗炎作用使哮喘维持临床控制，其中包括吸入糖皮质激素（简称激素）、全身用激素、白三烯调节剂、长效 β_2 受体激动剂（LABA，须与吸入激素联合应用）、缓释茶碱、色甘酸钠、抗 IgE 抗体及其他有助于减少全身激素剂量的药物等。

（2）**缓解药物**　是指按需使用的药物。这些药物通过迅速解除支气管痉挛从而缓解哮喘症状，其中包括速效吸入 β_2 受体激动剂（SABA）、全身用激素、吸入性抗胆碱能药物及短效茶碱等。

167 为什么吸入激素是治疗支气管哮喘的理想药物？

糖皮质激素是最有效的控制气道炎症的药物之一，给药途径包括吸入、口服和静脉应用等。很多哮喘患者对使用吸入激素控制病情心存疑虑，总担心吸入激素会带来严重的全身副作用。其实通过此种方式给药，所需剂量较小，药物可以直接作用于呼吸道。而通过消化道吸收进入血液循环的药量极少，并且大部分被肝脏灭活，因此全身性不良反应较口服或静脉应用少。因此，吸入治疗是长期控制哮喘症状的理想方式。下图是目前常见的几种吸入药物。

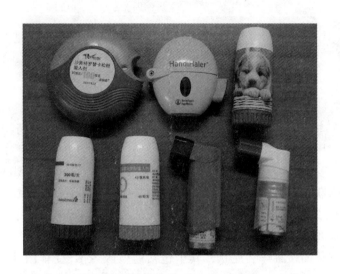

168 如何正确使用气雾剂？

气雾剂在使用前需充分振摇，使其混匀。打开咬嘴盖，底朝上喷嘴朝下。慢慢尽力呼气后，用嘴包住吸嘴部，在手指按压吸入器的同时，深深地缓慢地吸气。屏息数秒（在没有不适感的前提下尽量延长屏息时间），然后再缓缓呼气。若使用含糖皮质激素成分的吸入剂，为避免不良反应的发生，用后需漱口。

169 如何正确使用粉吸入剂中的"准纳器"？

（1）**打开**　欲打开准纳器，用一手握住外壳；另一手的大拇指放在拇指柄上。向外推动拇指直至完全打开。

（2）**推开**　向外推动滑动杆发出咔哒声。一个标准剂量的药物已备好以供吸入。在剂量指示窗口有相应显示。不要随意拨动滑动杆以免造成药物的浪费。

（3）**吸入**

1）先握住准纳器并使之远离嘴，在保证平稳呼吸的前提下，尽量呼气，切记不要将气呼入准纳器中。

2）将吸嘴放入口中，由准纳器深深地平稳地吸入药物，切勿从鼻吸入，将准纳器从口中拿出，继续屏气数秒（在没有不适感的前提下尽量延长屏息时间）。

每次用完请关闭准纳器：将拇指放在手柄上，往后拉手柄，发出咔哒声表明准纳器已关闭，滑动杆自动复位。准纳器又可用于下一吸药物的使用。吸完药后请漱口。

170 如何正确使用粉吸入剂中的"都保"?

（1）**拔出**　旋松并拔出瓶盖。

（2）**旋转**　握住药瓶底部红色部分和中间部分，向某一方向转到不能再转时原路返回，当听到"咔嗒"一声时，表明一次剂量的药粉已装好。

（3）**吸入**　先呼气（不可对着吸嘴呼气），将吸嘴置于齿间，用双唇包住吸嘴用力吸气，然后将装置从口中拿出，继续屏气数秒后（在没有不适感的前提下尽量延长屏息时间），恢复正常呼吸。

每次用完请及时盖好保护瓶盖，不要随意拧动吸嘴、禁止随意拆装。每次吸药后及时漱口，以减少药物在口咽部的沉留。

171 如何判断"都保"使用时吸入技术是否正确？

由于药粉剂量很少，使用都保吸入时，患者可能感觉不到，误认为装置中没有药粉或吸入方法不正确。

在吸嘴口蒙一块深色布，按照前面所示三步吸入法，做出您的吸入动作后，如果发现药粉粘在深色布上，说明您的吸入动作是正确的。

172 如何知道"都保"已经使用完毕？

一般当窗口背景颜色为红色时，即表示应及时另配一个以备使用。此时摇动吸入器所听到的声音不是药物产生的，而是干燥剂产生的。

173 如何清洁"都保"？

用干布或干纸巾把吸嘴外侧擦拭干净，严禁用水或液体擦洗吸嘴。

174 如何正确使用"HandiHaler"（药粉吸入器）？

（1）向上拉打开防尘帽，然后打开吸嘴。

（2）从包装中取出 1 粒胶囊（只在用前即刻取出），将其放入中央室中，无论以何种方式放置胶囊均可。

（3）用力合上吸嘴直至听到一声咔嗒声，保持防尘帽敞开。

（4）手持 HandiHaler（药粉吸入器）装置使吸嘴向上，将绿色刺孔按钮完全按下 1 次，然后松开。

（5）完全呼气（先做一次深呼吸）。注意：无论何时都应避免呼气到吸嘴中。

（6）举起 HandiHaler（药粉吸入器）装置放到嘴上，用嘴唇紧紧含住吸嘴，保持头部垂直，缓慢地深吸气，其速率应足以能听到胶囊振动。吸气到肺部全充满时，尽可能长时间地屏住呼吸，同时从嘴中取出 HandiHaler（药粉吸入器）装置。重新开始正常呼吸。

重复步骤（5）和（6）一次，胶囊中的药物即可完全吸出。

（7）再次打开吸嘴，倒出用过的胶囊并弃之。关闭吸嘴和防尘帽，将 handihaler（药粉吸入器）装置保存起来。

175 如何清洁 "HandiHaler"（药粉吸入器）？

每月清洁一次 HandiHaler（药粉吸入器）装置。打开防尘帽和吸嘴，然后向上推起刺孔按钮打开基托，用温水全面淋洗吸入器以除去粉末，将 HandiHaler（药粉吸入器）装置置纸巾上吸去水分，之后保持防尘帽、吸嘴和基托敞开，置空气中晾干，需 24 小时。因此，应在刚用过之后进行清洁。这样可以保证下次使用。必要时吸嘴的外面可以用微潮的薄纸清洁。

176 什么是咳嗽？

咳嗽、咳痰是临床常见症状之一。咳嗽是一种反射性防御动作，通过咳嗽可以清除呼吸道分泌物及气道内异物。但咳嗽也有不利的一面，例如，咳嗽可使呼吸道内感染扩散，剧烈的咳嗽可导致呼吸道出血，频繁的咳嗽更是会影响人们的正常工作与休息。咳嗽病因多种多样，呼吸道疾病、胸膜疾病、心血管疾病、中枢神经因素均可以导致咳嗽。

177 常用止咳药水有哪些？

（1）**复方磷酸可待因口服溶液**　用于伤风、流感、上呼吸道感染、咽喉及支气管刺激所引起的咳嗽、痰多咳嗽、干咳、敏感性咳嗽。有严重高血压、冠心病或正服用单胺氧化酶抑制剂患者禁用；操作机械或驾驶时慎用；2 岁以下儿童不宜服用。

（2）**可愈糖浆**　用于感冒、流行性感冒及气管炎、支气管炎、咽炎、喉炎、肺炎、百日咳等疾病引起的咳嗽。24 小时用量不超过 30ml。

（3）**复方甘草口服溶液**　用于上呼吸道感染、支气管炎和感冒时所产生的咳嗽及咳痰不爽者，服时振摇。慢性阻塞性肺病（COPD）合并呼吸功能不全者慎用；胃炎及胃溃疡患者慎用。

（4）**急支糖浆**　作用：清热化痰、宣肺止咳。用于外感风热所致的咳嗽，症见发热、恶寒、胸膈满闷、咳嗽咽痛；急性支气管炎、慢性支气管炎急性发作见上述症候者。高血压、心脏病患者慎用；忌烟、酒、辛辣、生冷、油腻食物。

（5）**川贝枇杷糖浆**　作用：清热宣肺，化痰止咳。用于风热犯肺、痰热内阻所致的咳嗽、痰黄或咳痰不爽，咽喉肿痛、胸闷胀痛；感冒、支气管炎见上述症候者。不宜在服药期间同时服用滋补性中药；忌烟、酒、辛辣、生冷、油腻食物。

178 服用止咳药水时有哪些注意事项？

由于引起咳嗽的病因多种多样，所以您一定要到正规医院就诊，明确病因后再选择一款真正适合您的止咳药，切勿自行乱用药。如果盲目使用止咳药，而不及时祛痰，会造成痰阻塞支气管，不仅加重咳嗽，还可能由上呼吸道感染转成支气管炎，进一步发展为肺炎。

西药成分的止咳药水可愈与复方磷酸可待因口服溶液均含有愈创甘油醚成分。不同的是可愈仅含有两种成分，即除愈创甘油醚外只含有可待因（中枢性镇咳药）。而复方磷酸可待因口服溶液在可愈的基础上又增加了溴苯那敏和麻黄碱两种成分。前者有抗过敏作用，故可缓解打喷嚏、流鼻涕等症状；而后者可收缩鼻黏膜血管，解除鼻塞症状。当您因患感冒而同时有咳嗽、鼻塞、流涕症状时选择复方磷酸可待因口服溶液更加适合。此外因其含有溴苯那敏，睡前服用更可帮助您入睡。但也应注意，在白天服用时可能会影响您的精神状态，故需要驾驶车辆或操作机械的人应避免使用。

中成药制剂品种较多，在您选用时首先应注意中医的辨证理论，如川贝枇杷糖浆等只适用于风热感冒，风寒感冒的患者切勿使用，可使症状加重。其次，此类药品大多数为止咳"糖浆"，而糖浆剂在制造过程中均需添加蔗糖作为辅料，因此糖尿病患者应谨慎服用。再次，中成药制剂的糖浆剂，其药物成分大多是水性浸出制剂，含有多种杂质，虽然经过滤等纯化处理，但长时间放置仍有可能出现沉淀现象，故在服用前需摇匀。

最后还有几点要特别提示大家：

以上介绍的止咳药水大多数不适合儿童服用。如复方磷酸可待因口服溶液明确标明2岁以下儿童不宜服用。

切勿长期、大剂量服用复方磷酸可待因口服溶液、可愈等含有可待因成分的止咳药水，可致成瘾性。

中　药　篇

179 活血化瘀药有哪些类型？

凡以通畅血行、消散瘀血为主要作用的药物称为活血化瘀药。这类药可分为活血止痛药、活血调经药、活血疗伤药、破血消癥药。

180 活血止痛药应如何使用？

活血止痛药主要治疗头痛、胸胁痛、痛经、心腹痛、跌打损伤瘀痛、产后腹痛等由于气滞血瘀所导致的痛症。除此之外，还可用于其他瘀血症的治疗。代表药物有：川芎、延胡索、乳香、没药等。这类药物各有其特点，在使用时应根据疼痛的不同的部位和具体的病情，选择相应的药物、合理配伍应用。

应用举例：川芎——辛散温通，上行头目，下走血海，能活血祛瘀，行气止痛，主治头痛、风湿痹痛。古人有"头痛不离川芎"之说，是治头痛的要药。该药辛温升散，用之太过则恐其耗气伤阴，故阴虚气弱、气逆呕吐、月经过多、肝阳头痛、劳热多汗、出血性疾病都不宜使用。

181 活血调经药应如何使用？

这类药物既可活血祛瘀，还可以通过调畅血脉而起到调经的功效。主要用于治疗女性的痛经、月经不调、产后瘀滞腹痛及经闭等证，还可以治疗疮痈肿毒、瘀血痛症等。代表药物有：丹参、红花、桃仁、益母草、泽兰、月季花等。随着工作压力的不断增加，很多女性朋友都伴有不同程度的内分泌功能紊乱，表现为月经不调、痛经等症状，应及早就医，并配合医生的治疗，通常会选用活血调经药，并配伍疏肝理气药使用，使病情得以缓解。

应用举例：益母草——辛散苦泄，微寒清热，为妇科调经之要药，故谓"益母"。益母草不仅能活血化瘀，还能利水消肿，而且能清热解毒。近年来也用于高血压病的治疗。孕妇忌用，血虚无瘀者慎用。

182 活血疗伤药应如何使用？

这类药物主要具有活血化瘀、消肿止痛、续筋接骨、止血生肌敛疮的功效。主要治疗跌打损伤瘀肿疼痛、骨折筋损等伤科疾病，还可以用于其他一般的血瘀病症的治疗。代表药物：蟅虫、骨碎补、血竭、苏木等。

应用举例：蟅虫——又名土鳖虫，是破血逐瘀、消癥散结的要药。治疗腹满闭经，常用成药大黄蟅虫丸。临床上用本品治疗肝脾肿大、子宫外孕、腹部的肿块不消及癌症等证。使用注意：孕妇忌服。

骨碎补——可单用本品泡酒服用、并外敷可以治疗跌打损伤；常用方剂骨碎补散治金疮伤筋断骨；还可治疗斑秃、白癜风等。使用时注意：阴虚内热或无血瘀者慎服。

183 破血消癥药应如何使用？

这类药物药性很强烈，具有破血逐瘀、消癥积的功效。代表的药物有：三棱、莪术、水蛭、穿山甲、斑蝥等。以虫类药占多数，主治瘀血程度较重的癥瘕积聚，也可用于瘀肿疼痛、偏瘫、血瘀经闭等证。

应用举例：水蛭——因其破血逐瘀力强，是破血逐瘀消癥的良药。治疗瘀血停滞引起的经闭、跌打损伤、癥瘕痞块；治疗少腹满痛、伤寒蓄血发狂。临床上用于治疗脑出血、颅内血肿、断肢再植手术后瘀肿；冠心病、心绞痛的急性发作期；高脂血症等。使用注意：孕妇禁用。

184 哪些中药可以治疗失眠？

（1）**天王补心丹**　适用于阴虚血少、神志不安所致的失眠。表现为心悸失眠，虚烦神疲，梦遗健忘，手足心热，舌红，舌尖生疮。

（2）**牛黄清心丸**　适用于心火旺盛所致的失眠。表现为心烦、大便干、舌质红等热象比较突出。

（3）**柏子养心片**　适用于心气虚寒、心悸易惊、失眠多梦。表现为体虚失眠、健忘且有气虚。

（4）**安神补心胶囊**　适用于入睡困难或多梦易醒的失眠并且还伴有心悸、心烦、咽干口燥、盗汗、耳鸣、头晕等症状。

（5）**百乐眠胶囊**　具有滋阴清热、安神养心的功效。对阴虚火旺等引起的失眠症有较好疗效。

（6）**加味逍遥丸**　具有舒肝清热、健脾养血的功效。适用于肝郁血虚、肝脾不和、两胁胀痛、头晕目眩、倦怠食少、月经不调、脐腹胀痛。对于生气、紧张等情志引起的失眠效果更好。可以起到疏肝解郁、改善睡眠的作用。

（7）**人参归脾丸**　适用于脾虚导致的失眠。表现为失眠多梦、心悸、健忘、眩晕、面色萎黄、食欲不振、神倦乏力，舌淡脉弱。

（8）**七叶安神片**　具有益气安神、活血止痛的功效。适用于心气血不足、心血瘀阻所致的心悸、失眠、胸痛、胸闷。

（9）**枣仁安神口服液**　具有补心养肝、安神益智的功效。适用于心肝血虚、神经衰弱引起的失眠健忘、头晕、头痛等症状。

185　中药治疗失眠有什么注意事项？

（1）忌烟、酒及辛辣、油腻食物。

（2）服药期间要保持情绪乐观，切忌生气恼怒。

（3）伴有高血压、心脏病、糖尿病、肝病、肾病等慢性病严重者应在医师指导下服用药物。

（4）服药 7 天症状无缓解，应去医院就诊。

186　常用贵重中药材的家庭保存有什么注意事项？

（1）**天麻**　易生虫、霉变，应贮存在密闭、干燥的容器内。放置干燥通风处，以防回潮霉变。同时，在每年虫蛀季节前（3~4 月份），应取出反复暴晒，以防虫蛀。

（2）**参类药材**　参类药材包括野山参、红参、糖参、生晒参、西洋参等，因含有较多的糖类、黏液质和挥发油等，所以容易出现受潮、泛油、发霉、变色、虫蛀等变质现象。对已干透的参，可用塑料袋密封以隔绝空气，置阴凉处保存即可。也可用塑料袋包好扎紧袋口，置于冰箱冷冻室里，就能保存较长时间。

（3）**虫草**　如果量很少，而且储藏时间很短的话，只需将其与花椒放在密闭的玻璃瓶中，置于冰箱中冷藏。也可喷洒少量 95% 药用酒精或 50 度左右的白酒密封贮存。虫草保存不宜过久，否则药效会降低。

（4）**鹿茸**　鹿茸要放在一个通风的地方，然后用布包一些花椒放在旁边。也可喷洒少量 95% 药用酒精或 50 度左右的白酒密封贮存。如果保存得当，3~5 年内鹿茸的药效是不会发生变化的。

（5）**藏红花**　是著名的活血中药，它的贮存要注意经常保持油润，因此宜将它放入密封的小瓷缸内，置于阴凉处保存。

187 常用中药材的家庭保存有什么注意事项？

（1）**枸杞子**　本品含糖较多，极易吸潮泛油、发霉和虫蛀，而且其成分的色质也极不稳定，容易变色，是中药材中较难保养的品种。可将枸杞子用乙醇喷雾拌匀，然后用无毒性的塑料袋装好，排除空气，封口存放，随用随取。此种方法既可防止虫蛀，又可以使其色泽鲜艳如鲜品。或将枸杞子置于冰箱中 0~4℃ 保存。

（2）**麦冬**　含有黏性糖质，易吸潮泛油，若需长时间保存，应放置在密闭容器中，冷藏避光保存。

（3）**菊花、金银花等花类药材**　含有挥发油类成分，且易变色、生虫，若需长时间保存，要贮存在密闭的容器中，放置在阴凉干燥处，避光保存。

188 中药煎煮需要什么样的器具？

煎药器具的选择很重要，首选砂锅。砂锅传热均匀、缓和而且价格低廉，因而自古沿用至今。玻璃和搪瓷器皿亦可选用，而铁质容器虽传热快，但其化学性质不稳定，易氧化，并能在煎制时与中药所含多种成分发生化学反应。因此，不宜采用铜、铁器皿煎药。

如何煎煮中药？

每付药一般需煎煮 2~3 次。煎煮时间为：解表药应用武火速煎，头煎煎药时间 10~20 分钟，二煎 10~15 分钟；一般药应用文火和武火交叉煎煮，头煎 20~25 分钟，二煎 15~20 分钟；滋补调理药开始用武火煎沸，沸后用文火慢煎，使药汁浓厚，药力持久，头煎 30~35 分钟，二煎 20~25 分钟。

190 煎药前应如何准备，煎药方法有哪些？

中医处方常在药名旁边注有"先煎""后下""另煎"等字样，称之为"脚注"。一些患者由于不重视处方上的脚注，既影响了疗效，也浪费了药物。常见的脚注有：

（1）**先煎** 一般是一些矿物、贝壳、角甲类药物，因其质地坚硬、有效成分不易煎出，通常要先煎 30~40 分钟后再与其他药物混合煎煮。

（2）**后下** 如薄荷、砂仁、豆蔻等气味芳香的药物，通常要在出锅前 5~10 分钟放入。

（3）**包煎** 如车前子、旋覆花、蒲黄等。

（4）**另炖或另煎** 如人参、羚羊角、水牛角等贵重药品。

（5）**熔化（烊化）** 如阿胶、鹿角胶、龟板胶等。

（6）**冲服** 如紫雪、沉香、三七粉等。

191 煎煮中药的服用方法是什么？

一般中药分早晚两次服用，服药时间在饭前或饭后相隔 1 小时左右。传统的中药汤剂，大多以温服为主。不过，也有例外的情况，如：

（1）滋补药宜在饭后服下，使之同食物中的营养成分一并吸收，以利身体康复。

（2）服药必须定时，使其在体内保持一定的血药浓度。

（3）解表药煎后应趁热服下，覆盖衣被，令其微汗，促进汗解，表解即可停药。

（4）对胃肠有刺激性的药，应在饭后立即服下，以减轻对胃肠的刺激。

（5）驱虫、攻下药最好是空腹服。空腹服药药力集中，起效快。

（6）安神药应在临睡前服。

192 含碱性化合物的中药有哪些配伍禁忌？

（1）**含碱性化合物的中药**　如硼砂、玄明粉等不宜与左旋多巴同服，因为此类中西药相遇，在消化液中，可使相当部分左旋多巴分子降解迅速，且不可逆地变成无生理活性的黑色素，从而降低疗效。

（2）**含生物碱的中药**　如麻黄、黄连、黄柏、防己、元胡、苦参、乌头、贝母等，与碘化钠等碘化物、胃蛋白酶、乳酶生等酶制剂及碳酸钙、氯化钙、硫酸亚铁等金属盐类可产生沉淀，因此都不宜同服。

193 含有机酸的中药有哪些配伍禁忌？

（1）如山楂、山茱萸、陈皮、乌梅、五味子、木瓜、青皮及其制剂山楂丸、保和丸、乌梅丸、五味子糖浆等，不宜与氢氧化铝、碳酸氢钠、胃舒平、氨茶碱等碱性药物同服，同服会因酸碱中和降低药物的治疗作用。

（2）不宜与磺胺类西药同服，因为有机酸所致的酸性环境能使乙酰化后的磺胺溶解度降低，易在肾小管中析出结晶，引起结晶尿或血尿。

（3）不宜与链霉素、庆大霉素、卡那霉素等氨基糖苷类抗生素同用，另外还有其他类型的抗生素如多黏菌素、林可霉素等。这些西药在酸性尿液中抗菌力降低；此外，若有机酸与大环内酯类如红霉素合用，会使后者分解失效。

（4）不宜与利福平、阿司匹林、吲哚美辛（消炎痛）等长期合用，会增加西药在肾脏的重吸收，加重对肾脏的毒性。

194 含金属离子的中药有哪些配伍禁忌？

（1）**含金属离子的中药及中成药**　如代赭石、石膏、花蕊石、磁石、牛黄解毒片、脑立清、耳聋左慈丸、更年安等不宜与四环素类、左旋多巴类、红霉素、利福平、泼尼松（强的松）、异烟肼、氯丙嗪等药同用，中药中所含的金属离子会与这些西药形成络合物，不易被肠道吸收，降低疗效。

（2）**含钾的中药**　如金钱草、牛膝、泽泻、萹蓄等不宜与螺内酯、氯化钾同服，同服后会出现药源性血钾过高症。

195 含鞣质的中药有哪些配伍禁忌？

（1）如地榆、五倍子、金樱子、虎杖、大黄、石榴皮、地榆槐角丸等不宜与硫酸锌、碳酸亚铁、葡萄糖酸钙等含金属离子的制剂同服，因为与此类药在消化道内容易形成难以吸收的沉淀，影响药物吸收。

（2）含大量鞣质的中药不宜与酶类制剂同服，因为鞣质与酶制剂中的酰胺键结合，改变其性质和作用。

196 含酶类的中药有哪些配伍禁忌？

含酶类的中药及中成药，如神曲、麦芽、谷芽、山楂丸、保和丸等不宜与抗生素类西药同服。因为抗生素能抑制酶的活性，同服后会使含酶类中药的药效减低或消失，如需要同时服，服药时间需间隔 2～4 小时。

197 清热解毒类中药有哪些配伍禁忌？

清热解毒类中药及中成药，如金银花、连翘、黄芩、鱼腥草等，不宜与西药的微生态制剂如乳酶生、地衣芽孢杆菌（整肠生）、双歧杆菌三联活菌制剂（金双歧、培菲康）等同时服用，因清热解毒类中药具有较强的抗菌作用，服用后在抗菌的同时，还能抑制微生态制剂的活性。

198 含乙醇的中药有哪些配伍禁忌？

含乙醇的中成药，如藿香正气水、人参酒等不宜与苯巴比妥、苯妥英钠、氯丙嗪、奋乃静、水合氯醛等中枢神经抑制药同服，或服用上述西药后再过量饮酒，这些西药抑制乙醇代谢，使其分解缓慢，并与乙醇对中枢神经系统有叠加抑制作用，产生恶心、呕吐、头痛、颜面潮红等副作用；含乙醇的中药不宜与降糖药同用，乙醇促进胰岛素分泌，增强降糖作用，使患者出现严重的低血糖和不可逆性神经系统病变；不宜与酶制剂同用，乙醇可使蛋白质变性，引起酶制剂失效。

199 含苦杏仁苷的中药有哪些配伍禁忌？

含苦杏仁苷的中药及中成药，如苦杏仁、桃仁、枇杷叶、橘红丸、枇杷露、蛇胆川贝液、感冒清热冲剂等不宜与吗啡、哌替啶（杜冷丁）、磷酸可待因等麻醉、镇静、止咳药同服，因为两者共同的毒性作用是对呼吸的抑制，同服后可导致呼吸抑制过强。

200 如何从外观区别各种参？

（1）**人参**　主根呈纺锤或圆柱形，长 3～15cm，下部有 2～3 条支根。气味特异，味微苦，甘。

（2）**西洋参**　呈纺锤体。体重，质坚实，不易折断，断面平坦，浅黄白色。气微而特异，味微苦，甘。

（3）**党参**　长圆柱形，稍弯曲，长 10～35cm。每个茎痕的顶端呈凹下圆点状，习称"狮子盘头"。质地硬，有韧性。有特殊香气，味微甜。

（4）**太子参**　体型短小，长 2～10cm。表面黄白色，较光滑。气微，味微甘。

201 各种参的功效有何不同？

参，虽同属于补气类，但功效却不相同。

（1）**人参**　可以大补元气，适合大汗、大泄、大失血或大病久病所致的元气虚极欲脱。还可以补脾益肺、生津、安神益智。可以改善短期喘促、懒言声微等肺气衰弱症状。可以补益心气、改善心悸、胸闷气短、失眠梦多、健忘等。但人参不宜久服，长时间服用会引起腹泻、失眠、神经过敏、血压升高、忧郁、性欲亢奋、头痛、心悸等不良反应。

（2）**西洋参**　虽能补元气，但不及人参。药性偏凉，能清火补气养阴，清热生津，补心气。益脾气，养心阴，滋脾阴。

（3）**党参**　补脾肺气，用于中气不足的体虚怠倦。党参既能补血又能补气、生津。可用于气虚不能生血，或血虚无以化气。

（4）**太子参**　补气健脾，生津润肺。适用于热病之后气阴两亏，倦怠自汗，饮食减少，口干少津，但不适宜温补者。古文记载"治小儿出虚汗为佳"。

202 各种参的用量有何不同？

（1）**人参**　煎服，3～9g；挽救虚脱可用 15～30g。野山参研末吞服，每次 2g，每日 2 次。

（2）**西洋参** 煎兑服3~6g。切片可含服。

（3）**党参** 煎服9~30g。

（4）**太子参** 煎服3~9g。

203 参的用途有何不同？

（1）**人参与西洋参** 二者虽均有以补元气之功，但人参益气救脱能力较强，单用便有效。西洋参兼能补阴，比较适宜因热病所致的气阴两虚者。

（2）**人参与党参** 二者均补脾气，补肺气，益气生津，益气生血。但党参性味甘平，作用缓和，药力薄弱，如有急症，党参不可代替人参。并且人参还能益气助阳，安神增智，而党参类似作用并不明显，但有补血的功效。

（3）**西洋参与太子参** 二者均为气阴双补之品，有益脾肺之气，补脾肺之阴，生津止渴。但太子参性平力薄，故气阴两伤而火旺者更适于服用西洋参。

参，虽为补药上品，但种类繁多，功效各不相同，服用时要对症合理应用，不可过量。

204 什么是藿香正气？

藿香正气散成方已有一千多年的历史，方剂来源于《和剂局方》。药物成分为藿香、白芷、茯苓、大腹皮、半夏、甘草、紫苏叶、陈皮、厚朴、白术、桔梗、大枣、生姜。它之所以叫"藿香正气"，因为此方以藿香为主药，其功效能正不正之气。所谓"不正之气"，是指脾胃功能紊乱，发生呕吐腹泻。

205　藿香正气有什么作用？

藿香正气具有解暑祛湿、和胃止呕、芳香化浊的功效。日常中用于外感暑湿引起的发热、胸闷、腹胀、吐泻，湿浊过盛引起的恶心呕吐，脾湿胃浊引起的食欲不振、舌苔厚腻、腹泻等症。临床使用藿香正气关键是认准"湿"邪为患和"寒湿"为患。简单理解为湿滞中焦，脾胃运化失常和暑天感受寒邪，因天热贪凉，骤遇冷风或过嗜冷饮所致疾病。所以藿香正气是暑季家庭必备的中成药。近年发现外用藿香正气水，对头癣、手足癣、灰指甲、暑疖、白癜风等皮肤疾病疗效极为显著。

206　藿香正气的各种制剂有何不同？

藿香正气根据其制剂工艺的不同，常见的种类有散剂、丸剂、片剂、水剂、胶囊剂等。藿香正气最初的制剂是藿香正气散，散即药粉，取其有发散之意，散剂不宜久藏，药性容易挥发；藿香正气丸是用炼制过的蜂蜜制成的蜜丸，"丸"字在古代有"缓"字之意，即丸则缓也，是药效和缓的中药制剂，多用于一些慢性病的调养，其药力持久但是起效速度慢；藿香正气片即是用药面儿压成的片剂；藿香正气水是液体剂型，由水煮及酒浸制而成，有利于药物挥发油发挥疗效，疗效虽明显，但由于口感较差而使应用受到限制。因藿香正气水含有酒精成分，故驾驶员服用后勿驾驶车辆。

207　服用藿香正气需要注意什么？

服用藿香正气需要注意的是，平日常见的风热、风寒型感冒，服用藿香正气是无效的。另外，患者在服用藿香正气时，应少食或禁食生冷油腻及甜食，如水果、饮料、油炸食品等。

208　中医如何看待感冒？

感冒，俗称"伤风"，又叫"着凉"，是临床常见的一种疾病，表现以怕冷、发热、头痛、四肢酸痛、鼻塞声重、打喷嚏、流清涕、咳嗽等为特征。感冒全年均可发生，以冬、春季节或气候骤变时为多见。感冒多因气候变化，寒暖失调，人体抵抗力弱，卫气不固，病邪乘虚侵入所致。外邪之中，以风邪为主，常有兼寒、兼热、感染时疫病毒、夹湿、夹暑等兼证。

209　中医中感冒分为哪几种类型？

中医认为感冒分为风寒感冒、风热感冒、暑湿感冒、少阳感冒以及体虚感冒。

210 如何治疗风寒感冒？

风寒感冒临床表现主要是恶寒重、发热轻，头痛，关节疼痛明显，鼻塞声重，流清涕，口不渴，咳嗽时吐白稀痰，咽喉疼痛不明显。辨证的最关键点是患者怕冷较明显，而发热不甚明显，或是低热。治疗采用辛温发散法，代表中成药是感冒清热颗粒。

211 如何治疗风热感冒？

风热感冒临床表现可见发热较重，怕冷较轻，有汗不多，头胀痛，四肢酸懒，咳嗽痰黄，咽红肿痛，口干欲饮，舌苔薄黄，脉浮数等。辨证的关键点是发热，体温较高，怕冷的感觉不是太明显，咽喉、扁桃体红肿而疼痛，口渴想喝水。治疗采用辛凉解表法，代表中成药有：板蓝根颗粒、双黄连口服液，发热较重的可以选用清热解毒口服液。

212 如何治疗暑湿感冒？

暑湿感冒多因暑季炎热，乘凉饮冷，或裸体露宿，阳气被阴寒所抑制，导致外感风寒，内伤湿滞之病。症见恶寒发热，头痛头胀，胸膈痞满，腹痛肠鸣，呕吐腹泻，身乏无力，口淡无味，食欲不振等。辨证要点一是发病季节在夏季，二是表现为头昏脑重，胸闷泛恶。治疗采用芳香化浊，和中解表的方法。代表药是藿香正气胶囊。

213 如何治疗少阳感冒？

少阳感冒多因外感风寒后，病邪停留于少阳经所致。临床可见寒热往来，口苦咽干，胸胁苦满，心烦喜呕，舌边尖红，苔薄白，脉弦等。辨证要点是一会怕冷，一会发热，往来发作，还有肝经郁滞的特点，如口苦、不欲饮食等。治疗时采用和解少阳法。代表中成药是小柴胡颗粒。

214 如何治疗体虚感冒？

体虚感冒是以反复感冒为特征。一般以气虚感冒为多见。病因是由于素体气虚，复感外邪所致。症见恶寒较重，发热，鼻塞流涕，头痛无汗，肢体倦怠乏力，咳嗽、咳痰无力，舌质淡，苔薄白，脉浮。辨证要点是平常体质虚弱，反复感冒是最重要的特点。治疗采用益气解表的方法。代表中成药是玉屏风颗粒。

215 预防中暑的中药制剂有哪些？

（1）**西洋参制剂（胶囊或含片、切片）**　针对气阴虚弱体质，即平素体虚乏力，口干咽干，或各种病后体虚者，具有益气养阴之功效。

（2）**藿香正气软胶囊、藿香正气滴丸等**　针对胃肠不调体质，具有和胃清暑化湿的功效。

（3）**人丹、十滴水**　针对先兆中暑者，即高温环境下出现头痛、头晕、口渴、多汗、四肢无力、注意力不集中、动作不协调等症状，体温正常或略有升高。此类药物具有清暑醒神的功效。但须注意，人丹中含有朱砂，不可超量服用，以防汞中毒。

（4）**丹参片**　针对血瘀体质者，即平素有心血管疾病或血脂异常症、高黏滞血症者，具有活血化瘀的功效。

216 预防中暑的中药冷饮有哪些？

（1）**菊花蜂蜜饮**　菊花 50g、麦冬 20g，加清水 2000ml，煮沸后保温 30 分钟，过滤，另加入适量蜂蜜，搅拌溶解后即成。此饮料清爽甜香可口，具有明目养肝、生津止渴、清心健脑和消除疲劳之功效。

（2）**荷叶三鲜饮**　鲜荷叶、鲜竹叶、鲜薄荷各 30g，加水 2000ml，煎煮 10 分钟，过滤，再加入适量蜂蜜搅匀，冷后代茶饮，有清热防暑、生津止渴之良效。

（3）**银花解毒饮**　金银花、菊花、淡竹叶各 20g，加水 2000ml，煎煮 15 分钟，纱布过滤，加入适量蜂蜜，有清热解毒、明目除烦、清心利尿之效。

（4）**荷叶三豆饮**　荷叶 15g、绿豆 100g、黄豆、白扁豆各 30g，加水煎煮至豆烂后，取浓汁饮服，有清热解毒、利湿祛暑、和中健脾之功效，对脾虚湿重有慢性腹泻者最为适宜。

（5）**山楂麦冬饮**　山楂、炒麦芽、麦冬各 15~30g，水煎后晾凉饮用，有开胃健脾、生津止渴之效，对中老年夏日食欲不振、消化不良者适用。

（6）**骨皮清凉饮**　地骨皮、麦冬、竹叶各 10g，加水适量煮 30 分钟，每日 1 剂，分 3~4 次服，有清热泻火、生津止渴、凉血祛暑之功，对患有夏季性低热，症见五心烦热、口渴多汗者适用。

217 姜只是调味品吗？

俗话说："冬吃萝卜夏吃姜"。夏季到来，生姜不仅是餐桌上的调味品，更有其特别的药用价值。

218 夏天为什么要吃姜呢？

在夏季，尤其是伏天里，细菌生长繁殖异常活跃，容易污染食物而引起急性肠胃炎，适当吃些生姜能起到防治作用。夏天人们容易贪凉饮冷过度或长时间处于空调房间内，这时体内容易积存大量的寒凉之气，还有就是夏天出汗较多，体力消耗过快，姜是温热性的药物，夏天吃姜可以驱除体内的寒邪，扶助人体的正气，起到事半功倍的效果。

219 姜有哪些类型，各型功效是什么？

姜分为生姜、干姜和炮姜等，不同的姜有不同的功效。生姜，性味辛温，适合在夏天由于吹空调、食冷饮过量的人食用；干姜，性味辛、热，适合虚寒体质，或者冬天容易得病的人在夏天服用，另外夏天出汗过多，体质虚弱的人，也适合在夏天多服用干姜；炮姜是经过专业人员炮制过的药材，多用于药剂中。

220　夏天吃姜需要注意什么?

夏天常吃姜对养生是有很多好处，但也有很多需要注意的地方：

（1）夏季天气炎热，人们容易口干、烦渴，生姜性辛温，属热性，不宜过量服用。

（2）凡属阴虚火旺、目赤内热者，或患有痈肿疮疖、肺炎、肺脓肿、肺结核、胃溃疡、胆囊炎、肾盂肾炎、糖尿病、痔疮等患者，都不宜长期食用生姜。

（3）生姜最好饭后服用，减少其对胃肠道的刺激。

（4）晚上最好不要吃大量生姜。晚上人体应该安静入睡，生姜含有挥发油，容易让人兴奋而不容易入睡。

（5）不要吃烂了的生姜。腐烂的生姜会产生一种毒性很强的黄樟素，它可使肝细胞变性、坏死，从而诱发肝癌、食管癌等。所以"烂姜不烂味"的说法是错误的。

221　菊花茶有什么作用?

菊花茶：菊花具有养肝平肝、清肝明目的功效，还可排毒健身、驱邪降火、疏风清热、利咽消肿，对体内积存的有害化学或放射性物质有抵抗、排除的功效，还能抑制多种病菌，增加微血管弹性，减慢心率，降低血压和胆固醇，并有利气血、润肌肤、养护头发的美容功效。

222　金银花茶有什么作用？

金银花茶：其性味甘寒、具有清热解毒、疏散风热、消肿止痛的功效，可缓解常见的上呼吸道感染、流行性感冒、扁桃体炎、牙周炎等病症。对疖痛、肠炎有缓解之效，有助凉血止痢、利尿养肝等功效。

223　双花茶有什么作用？

双花茶：金银花 15g，菊花 10g，用开水冲泡代茶饮。本方有清热解毒、祛暑消炎的作用，适用于盛行性感冒、焦躁不安、急性肠炎等病症。

224　薄荷茶有什么作用？

薄荷茶：辛凉解表、疏散风热，适用于炎热夏天，发热头痛、咽喉肿痛、咳嗽不爽等症状。

225　枇杷竹叶茶有什么作用？

枇杷竹叶茶：杷叶、竹叶、芦根各 20g 放入锅内加水 500ml，煎煮15 分钟，去渣滤汁，趁热加入少许白糖和食盐，即可饮用。此茶有清

热生津、止咳平喘的功效。适用于发热咳嗽，咳嗽黏稠，口渴津少等
症状。

226　玄麦甘桔茶有什么作用？

玄麦甘桔茶：玄参、麦冬各 10g，桔梗、甘草各 5g，开水冲泡代茶
饮。此茶有润肺生津、止咳化痰的功效。适用于肺阴不足、喉痒、干
咳、无痰、口渴、咽干等症状。

227　服用药茶时需要注意什么？

因其有不同功效以及适应证，并非人人都适用。药师提醒您，我们
都应该根据自己的体质来选取适合自己的药茶，否则可能因为体质与茶
的药性相驳而损坏身体。

228　为什么某些花草茶不宜常饮？

花草茶指的是将植物之根、茎、叶、花或皮等部分加以煎煮或冲
泡，而产生芳香味道的草本饮料。由于每一种花、草都有其相应的性、
味、功效，如果使用得当，花草茶的确有一定的保健疗效，需根据自身
的体质进行调整，有时饮用过量也会造成身体不适。如胖大海茶用于嗓
音突然嘶哑伴有咳嗽、口渴、咽痛等症，但如果把它作为保健饮料长期
泡服，就会造成脾胃虚寒、大便溏泄、饮食减少等副作用。

229 为什么饮花草茶也需对症？

人们饮用花草茶的目的是为了有益健康，因此了解自身的体质，了解花草茶的性、味及功效，是选择花草茶时非常重要的两点。如莲子心、菊花、薄荷叶、胖大海、苦丁、玉蝴蝶等都属于较寒凉的花草，当有肺热实证、咽喉疼痛等热性症状时可以泡饮，但当症状改善后就需少喝或停用。

有些健康专家建议，女性应多喝点玫瑰花茶、益母草茶等。玫瑰花的确具有行气解郁、和血、止痛、舒缓情绪的功效，对女性非常适宜，但气虚较重的女性还是应慎用，以防加重气虚症状；益母草有活血祛瘀、清热解毒之功效，对月经不调、经闭、腹痛的女性较为适用，而阴虚血少者就应忌服，因为益母草的活血作用会导致血虚而伤阴。

还有很多女性喜欢随手泡几片柠檬制成柠檬水，以此补充维生素C，让皮肤变得更白皙。柠檬水富含维生素C，具有抗菌、提高免疫力的作用，但由于偏酸，不能空腹喝。喝多了还会损伤胃黏膜，对牙齿也不好。

女性都希望不戴美瞳也能拥有一双明亮美丽的眼睛，而决明子就有明目功效。此外，它还有调节免疫、抑菌、抗癌、降血压、调节血脂及通便等作用，看起来是非常理想的饮品，但脾胃虚寒、脾虚泄泻及低血压的人群就不适用。总而言之，只有科学选择花草茶，才能达到保健、养生的目的。

230 为什么配好的花草茶可能药性相克？

市面上现在有很多由商家搭配好的组合型花草茶，消费者如果购买，最好去一些中药店，这里售卖的组合型花草茶一般是由中医大夫配好的，对哪些药物在药性上相克会把握地比较好，而一些超市或网上出售的组合型花草茶购买要慎重，最好能请懂中医的人帮忙参考。

花草茶的搭配可从性、味、功效之间的相生相克来进行选择，从性味上讲，作为食用的花草大多是性温、性寒和性平一类的，性温的食用花草主要包括梅花、茉莉花、玫瑰花、月季花、藏红花等；性寒的食用花草主要有夏枯草、金银花、菊花、槐花等；性平的花草主要有合欢花、玉米须、芙蓉花、薰衣草等。在搭配时，那些药性温的花草最好不要和性寒的花草配伍食用。从功效上讲，如把较提神的花草茶和薰衣草一起泡来喝，功效就会减弱；又如决明子有一定的通便作用，如果和莲子心一起搭配，由于莲子心的收涩作用，就会减弱决明子的通便效果。

231　为什么需要根据体质选择花草茶？

除了药性，喝花草茶还需注意身体状况。每一种花草茶还是有特别功效的，所以在选择时，一方面需分清自己的体质情况，如热性体质的人，宜选用性寒的花草，而虚寒体质的人则适用性温的花草，对于哪些性平的花草则大多数人可选用。另一方面如果正在服用药物，选用花草茶更应慎重，如正在服用降压药的患者，如果再喝决明子茶，就需要监测血压，以防降压过度。依照身体状况选择需要的花草茶，才能在享受花草茶的同时，达到保健的目的。

232　雄黄有什么作用？

雄黄，作为药用，历史悠久，其药性辛苦、温，有大毒；归肝、胃、大肠经；主要是外用于杀虫、解毒，治疗痈肿疔疮、湿疹疥癣、蛇虫咬伤。

在南方地区百姓用雄黄酒涂抹在小孩面庞、耳鼻、额头及手足心等处，目的也是使孩子们免受毒虫、蛇蝎伤害。

233　为什么端午节要慎喝雄黄酒？

雄黄的主要化学成分是有毒的二硫化砷，加热后经化学反应变成三氧化二砷，也就是砒霜。众所周知，砷是剧毒物质，毒性极大。人如果误服，5～50mg 即可引起急性砷中毒，中毒表现为恶心、呕吐、腹痛、腹泻或水样大便，便中带血，同时伴有肝、脾、肾功能损害，血压下降和循环衰竭，甚至出现中枢神经系统麻痹、意识模糊、昏迷等。外用则不宜大面积涂擦及长期持续使用。中毒后的急救方法，生甘草 1 份、绿豆 2 份，煎浓汁频服，并及时到医院就诊。

234　为什么秋季养生要注意养肺？

到了秋天给人的感觉是清肃干燥，但燥邪为盛，易伤人肺阴。因此这个时期非常容易出现肺部的疾病。常见的有：感冒、咳嗽、哮喘等，若不去医治则症状会加重。更好的滋养肺部是秋季养生的关键问题。

235　秋季如何通过饮食养肺？

从饮食方面：古代医书曾经提到过"形寒饮冷则伤肺"，是说如果没有适当地保暖避风寒，或经常吃喝冰冷食物饮料，则容易损伤肺部机能从而出现疾病。因此应多吃玉米、黄豆、黑豆、冬瓜、番茄、藕、甘薯、大枣、花生、桂圆等养肺食品，如果胃不好的人应适量选用。

推荐一款补肺药膳——益胃汤。原料：沙参 10g，麦门冬 15g，生地 10g，玉竹 5g，冰糖 30g，水煎，分 3 次服，或当饮料服用。用于肺经损伤之干咳，咽干口燥。流行性感冒的咳嗽及脾胃虚弱容易拉肚子者不要服用。

236 秋季如何通过补水养肺？

秋季可补水以养肺。干燥的秋天每天通过皮肤蒸发的水分在 600 ml 以上，所以，补水是秋季养肺的重要措施之一。一个成年人每天喝水的最低限度为 1500 ml，而在秋天喝 2000 ml 才能保证肺和呼吸道的润滑。每天最好在清晨和晚上临睡之前各饮 200 ml，白天两餐之间各饮水 800 ml。这样，可使肺脏安度金秋。

237 秋季如何通过水果养肺？

可以通过补新鲜水果养肺，不同的水果功效不同。

梨：梨肉香甜可口，肥嫩多汁，有清热解毒，润肺生津、止咳化痰等功效。生食、榨汁、炖煮或熬膏，对肺热咳嗽、麻疹及老年咳嗽、支气管炎等症有较好的治疗效果。若与荸荠、蜂蜜、甘蔗等榨汁同服，效果更佳。

柑橘：柑橘性凉味甘酸，有生津止咳、润肺化痰、醒酒利尿等功效，适用于身体虚弱、热病后津液不足口渴、伤酒烦渴等症。榨汁或蜜煎，治疗肺热咳嗽尤佳。

柿子：柿子有润肺止咳、清热生津、化痰软坚之功效。鲜柿生食，对肺痨咳嗽虚热肺痿、咳嗽痰多、虚劳咯血等症有良效。红软熟柿，可治疗热病烦渴、口干唇烂、心中烦热、热痢等症。

但需要注意的是，食用新鲜果蔬一定要适量，过食或暴食都会影响身体健康。再有，新鲜水果含糖量较高，糖尿病及心脑血管疾病患者尤须慎食。

238 为什么不建议使用大黄来减肥？

大黄，味苦，性大寒。能泻热通肠，凉血解毒，逐瘀通经。是大便燥结以及热结便秘患者常用药之一。网络盛传的食用方法：大黄+金银花，开水冲泡代茶饮，一日多次，可减肥。

利用大黄减肥，主要用其通便功效，但其泻下力极强，加之性寒凉，所以寒凉体质的人用大黄无异于雪上加霜，所以血虚气弱、脾胃虚寒以及胎前、产后均应慎服。再则，大黄虽有通便的功效，但长期服用容易形成依赖性。

239 为什么慎用决明子来减肥？

决明子，味苦，性微寒，能清肝，明目，通便。其润肠通便作用能治疗大便燥结。

网络盛传的食用方法：决明子+绿茶，开水冲泡，日饮多次至味淡，可减肥。

此款茶的确具有清热平肝、降脂降压、润肠通便、明目益睛之功效，但饮用初期易有腹胀、腹泻和头晕恶心感。另外它毕竟是一种泻药，所以长期吃对身体不好，会损伤身体的正气。气虚严重，低血压及泄泻者慎用，孕妇慎服。

为什么慎用芦荟来通便？

芦荟，能清热泻火，是一种清热解毒之药。

网络盛传的食用方法：生食，代茶饮，各种品牌的芦荟胶囊，排毒通便。

芦荟排便效果显著，但对于体质虚弱或者脾胃虚寒者应谨慎服用。对于吃了芦荟鲜叶后就呕吐，或引起剧烈腹痛和伴有腹泻者也应禁止食用。

经常服用泻药反而能够引起药源性便秘。这是因为习惯了用泻药通便，会减弱直肠反射的敏感性，以后即使有粪便进入直肠，也不足以产生便意，就造成了便秘。

241 **什么是高原反应？**

人们通常把海拔高度在 3000 米及以上的地区叫做高原。在高原上生活要经受与平原不同的一些物理因素的影响，主要是缺氧，在高原缺氧的环境下，人体呼吸、循环、血液、神经、消化、泌尿、内分泌等系统将出现一系列适应性调节和改变。一般在海拔 2500~4000 米时，由于机体进行一系列调整，多数人可以适应，甚至没有什么症状，但也有少数人会出现高原反应。

242　为什么红景天可以预防和治疗高原反应？

红景天味甘、涩，性寒。归肺、脾、心经。具有健脾养心，清肺止咳，止血散瘀的功效。红景天的免疫作用强于人参，防病和抗衰老的作用强度是已知补益中草药中罕见的。我国古代第一部医学典籍《神农本草经》中，称其具有"主养命以应天，无毒，多服、久服不伤人"、"轻身益气，不老延年"之功效。红景天能增强人体对不利环境的抵抗力，具有抗寒冷、抗疲劳、抗衰老、抗微波辐射等多种生理活性。在特殊环境中的人员服用红景天后，明显增强了机体抵抗力和适应性，红景天能有效地预防高原低氧环境对心、肺功能的影响。红景天对心血管系统、中枢神经系统的作用明显，还具有保肝、抗病毒功效。有促使不同病因引起的病态指标向正常状态转变的特殊调节功能。

孕妇、哺乳期妇女及
儿童用药篇

243 为什么孕妇用药一定要慎重?

孕妇用药,不仅本人可能受到药品不良反应的危害,某些药物还可以通过胎盘进入胎儿体内,损害胎儿的生长发育甚至发生畸形,所以孕妇用药一定要慎重。

妊娠期间尤其是妊娠头三个月,胎儿生长发育迅速,孕妇用药不当就有可能致畸,例如,应用雌激素、孕激素、糖皮质激素、抗癫痫药、抗肿瘤药等。对于某些在实验动物时具有致畸作用的药物,虽无临床致畸报道,但也应避免应用为宜。

244 药物对胎儿有哪些影响?

妊娠期间,药物可以通过影响母体的内分泌、代谢等间接影响胚胎,也可以透过胎盘屏障直接影响胎儿。最严重的是药物毒性影响胚胎分化和发育,导致胎儿畸形与功能障碍。药物对胎儿的影响主要在以下两个时期:

(1) **受精第 1 日~第 14 日**　受精卵发育到胚细胞形成。这段时间里,如果药物导致大量胚囊细胞受损,会导致胚胎的死亡。如果只有少量细胞受损,不会影响其他胚囊细胞最终分化发育成为正常个体。

(2) **受精第 15 日~妊娠 3 个月左右**　该期是经典的致畸期。这段时间内,首先是心脏、脑开始分化发育,继而是眼、四肢、性腺与生殖器官等。由于各种器官、躯干、四肢在这短短的时间内迅速分化,所以极易受到包括药物毒性在内的各种致畸因素影响。一旦正在分化的器官受到影响,就可能形成畸形。这段时期内,药物毒性作用越早,发生畸形程度可能越严重。

245　孕妇用药的原则是什么？

　　孕妇用药，既要考虑药物对疾病的疗效，还应注意药物对孕妇和胎儿的不良反应，避免影响孕妇健康和胎儿正常发育。有些药物可以通过胎盘屏障，孕妇用药不当有可能造成胎儿发育受影响，如造成胎儿唇腭裂、失语（哑巴）、矮小、畸形、死胎及一些怪病等。因此，用药要权衡利弊，谨慎用药。

　　因此，孕妇在用药时应注意以下几个原则：

　　（1）不要随便服用非处方药，用药应在医生指导下进行。

　　（2）应选择对胎儿危害小的药物。

　　（3）可用可不用的药物应尽量不用或少用。

　　（4）可以局部用药有效的，应避免全身用药。

　　（5）用药必须注意孕周，严格掌握剂量、用药时间。坚持合理用药，病情控制后及时停药。

　　（6）能单独用药就避免联合用药，能用结论比较肯定的药物就不用比较新的药。

246　孕妇为什么要服用叶酸？

　　叶酸是一种广泛存在于绿色蔬菜中的 B 族维生素，由于它最早从植物叶子中提取而得，故命名为"叶酸"。它是核蛋白合成所必需的 B 族维生素，对组织的生长（如血液的合成、胚胎和胎儿生长发育）尤为重要。叶酸可以使同型半胱氨酸浓度维持在较低水平，并且被机体代谢为有生物活性的亚叶酸。在新鲜蔬菜、肝、肾中叶酸含量最多，在肉、牛乳、大米中含量则较少。每日饮食需要量 0.5mg。当饮食平衡时就不必太关注叶酸缺乏对母体造血产生的影响，但是罕见的、显著的叶酸缺乏可能导致巨幼红细胞性贫血。

研究还发现，叶酸对孕妇尤其重要。如在怀孕头 3 个月内缺乏叶酸，可导致胎儿神经管发育缺陷，从而增加裂脑儿、无脑儿的发生率。其次，孕妇经常补充叶酸，可防止新生儿体重过轻、早产以及婴儿腭裂（兔唇）等先天性畸形。

247　孕妇从什么时候开始服用叶酸？

胎儿神经壁的折叠和神经管的闭合（神经管的形成）发生在受孕后 22~28 天，也即在怀孕后的 42 天之前（从最后一次月经的第一天开始计算），因此叶酸的补充应该至少从妊娠前的一段时间就开始，并且持续到妊娠后几个月。

要让叶酸有效预防显性神经管缺陷，应在计划怀孕时即开始每天补充 0.4~0.8mg 的叶酸（怀孕前 3 个月），并在孕期前 12 周连续服用。如果服用叶酸 6 个月未怀孕，应在医生指导下继续增补叶酸。妊娠期间叶酸缺乏引起的贫血应按照普通的方法进行治疗。

248　药物的妊娠分级有什么意义？

美国食品药品监督管理局（FDA）根据药物对胎儿影响情况，即对胎儿的危害性将药物分为 5 级，即 A 级、B 级、C 级、D 级、X 级：

（1）**A 级**　在有对照组的研究中，在妊娠首 3 个月的妇女未见到对胎儿危害的迹象，该类药物可能对胎儿的影响甚微。

（2）**B 级**　在动物繁殖性研究中未见到对胎儿的影响。在动物繁殖性研究中表现有副作用，这些副作用并未在妊娠 3 个月的妇女得到证实。

（3）**C 级** 在动物的研究中证明此类药物有对胎儿的副作用（致畸或杀死胚胎），但未在对照组的妇女进行研究，或没有在妇女和动物并行地进行研究。本类药物只有在权衡了对孕妇的好处大于对胎儿的危害之后，方可应用。

（4）**D 级** 有对胎儿的危害性的明确证据，尽管有危害性，但孕妇用药后有绝对的好处（如孕妇受到死亡的威胁或患有严重疾病，应用其他药物虽然安全但无效）。

（5）**X 级** 在动物或人的研究中表明此类药物可使胎儿异常或根据经验认为药物对胎儿有危害，孕妇应用这类药物显然是无益的。本类药物禁用于妊娠或将妊娠的患者。

249 哪些药物是孕妇可以使用的？

目前药物按照在妊娠期应用时的危险性分为 A、B、C、D 及 X 级，危险性逐渐加大，A 级为可以安全使用的药物，X 级为孕妇禁用的。A 级药物主要为维生素类，常见药物如适量的维生素 A（不超过 $500\mu g/d$）、维生素 C（不超过 $70mg/d$）、维生素 D（不超过 $10\mu g/d$）和维生素 E（不超过 $10mg/d$）等。抗感染药是在孕期中应用较多的一类药物，其中，较常用的抗生素如青霉素、红霉素、头孢菌素属于 B 级，是对孕妇及胎儿较为安全的。其他的药物如对乙酰氨基酚、地高辛、泼尼松、苯海拉明、氯雷他定、胰岛素等，对于孕妇来说也是相对安全的，但在使用中一定要遵医嘱，掌握好剂量，避免超量使用。

哪些药物是孕妇禁用的？

　　下面这些药对胎儿会造成一定的损伤，一般情况下不主张孕妇使用：四环素、喹诺酮类药物（如环丙沙星、诺氟沙星等）、抗霉菌药（如克霉唑、制霉菌素、灰黄霉素）、氨基糖苷类药物（如庆大霉素、卡那霉素等）、磺胺类药物（如复方新诺明、增效联磺片）、氯霉素、抗病毒药、甲硝唑、抗结核药等。

251 父方用药是否会对胎儿产生影响？

　　如果男性接触到有生殖毒性的药物，可能对他们的后代造成损伤。理论上存在可能的三个致命因素：

　　（1）细胞生长抑制剂类的物质可在遗传上破坏精子本身，减少精子产生或延迟精子的成熟；这些物质也可能会附着在精子上并在受精的过程中被带入卵细胞内。

　　（2）药物可能通过精液产生影响。多种物质可能被分泌到精液中并随同精子一起经历整个受精过程：受精前、受精和受精后，通过阴道黏膜的重吸收进入母体循环。

　　（3）男性体内的药物作用间接产生的毒素可能也会造成一定影响。男性由于职业接触杀虫剂、重金属、有机溶剂、射线以及烟雾，也与自然流产、发育异常甚至儿童癌症的风险提高有一定联系。最好的预防方法是，如果男性服用了可能有害的药物，射精时应使用安全套。

　　比较明智的做法是：在服用上述药物后应该等两个精子生成周期（大概为6个月）后再进行受孕行为。

252 妊娠期孕妇可以使用哪些抗过敏药？

马来酸氯苯那敏、右氯苯那敏、美海屈林、氯马斯汀和番啶茚胺缓释片等第一代 H_1 受体阻断剂可以用于治疗怀孕期间的过敏症状。作为第二代抗组胺剂中研究最多的药物，如氯雷他定可以用于治疗怀孕期间的过敏症状，西替利嗪是可以接受的第二选择。对过敏性鼻炎等症状进行局部治疗时可以使用色甘酸钠、倍氯米松或布地奈德鼻腔内给药。

253 妊娠期患胃炎和消化性溃疡怎么办？

妊娠期间胃食管反流和胃灼热感很常见。对症状轻微的人来说，仅生活方式和饮食的改变也许就能缓解症状。如果需要药物治疗，一线药物是抗酸剂或硫酸铝。对于有更严重症状、对抗酸剂或硫酸铝不敏感的患者，可以用 H_2 受体拮抗剂或质子泵抑制剂。

254 妊娠期出现便秘怎么办？

妊娠期间便秘是很常见的，1/3 的妇女都可以发生。在给予缓泻药之前一定要明确孕妇是否真的存在便秘（出现又干又硬的粪便伴有疼痛，至少一周 3 次）。

治疗上，首先应该改善饮食（包括增加液体和纤维的摄入），进行排便反射的锻炼并且增加体力活动。当这些方法无效时，可能要用缓泻药来增加排便。

　　习惯于使用这些药物会导致过高剂量的滥用，而且因为水分丢失和电解质失衡，药效会被抵消，随着妊娠的继续，子宫的收缩可能会危害胎儿。

　　在孕期，只有当饮食和运动方法无效时才应使用缓泻药。这种情况下，可选用粪便膨松剂。

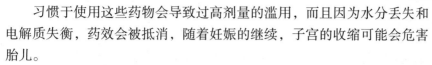

255　疫苗接种与妊娠有哪些关系？

　　保护性和加强免疫性接种应在妊娠之前进行。尽管目前还没有任何疫苗被证实具有胚胎毒性或致畸作用，但还是应尽量避免和严格限制免疫接种，尤其是在妊娠头三个月。此外，在妊娠早期接种疫苗有可能造成母体高热。另一个避免接种的理由是，接种（尤其是在妊娠后期）可能造成胎儿在出生后的生长发育过程中无法识别抗原，因为其免疫系统具有了可耐受性，从而导致了血清抗体转化现象的缺失。

　　但当由于缺少预先免疫可能导致高感染风险时，即使处于妊娠期，也应进行免疫接种以保护母亲和胎儿。

256　妊娠期间甲状腺功能和碘供应有哪些关系？

　　由于孕妇内分泌和代谢的变化，需要甲状腺功能与之适应。健康的孕妇可以很容易适应这一变化。而这种适应对于正常的胚胎和胎儿发育都是重要的前提。

　　在孕期的第三个月末，胎儿的甲状腺开始起作用。在这之前胎儿是完全依靠母亲的。妊娠期母亲和胎儿的甲状腺功能主要依靠充足的碘供应，所以母亲对碘的需要量增加。

　　妊娠期间每日碘的需求量是260μg。我国食盐碘含量的标准为平均不低于 35mg/kg，以世界卫生组织推荐的成人每日摄入食盐量 6g 计算，每日碘摄入量为 210μg，同时配合加碘食品及海洋鱼类等饮食摄入就够了。这里特别要提醒，中国居民每日的食盐摄入量平均为 20g，远远高于世界卫生组织的推荐用量，过多的食盐摄入也会导致过多的碘摄入，同样对身体有害。

257 怀孕期间典型的皮肤变化有哪些？

怀孕期间机体适应性会引起皮肤形态和功能的变化。这完全是正常现象，通常不需要治疗。这些现象包括：

（1）**色素沉着**　怀孕期间对阳光的敏感性会增强。脸上可能会出现色素沉着过度，若在紫外线下暴晒，色素沉着会加重，可用防晒霜。

（2）**细纹**　在怀孕的后半期，通常会在胸部、腹部、臀部和大腿出现妊娠纹。还没有有效预防妊娠纹的物理措施或药物。

（3）**纤维瘤**　怀孕期间会出现软的纤维瘤，特别是在颈部和腋窝。

（4）**血管变化**　皮肤的血液循环增加，因此孕妇会感觉到很温暖。

（5）**皮肤腺体、头发和指甲**　皮脂腺的分泌物会迅速增加，痤疮增多。怀孕期间头发和指甲的生长速度加快。

其他，怀孕期间会大量吸收局部使用的药物，尤其是治疗皮肤感染和溃疡的药物。因此，在怀孕期间也不能随意使用外用药物，以免影响胎儿。

258 为什么哺乳期妇女用药的选择应慎重？

母乳喂养不仅有利于乳儿的生长发育，而且可以增进母婴感情。但由于相当多的药物可通过乳汁被乳儿吸收，有些药物可能影响乳汁的分泌和排泄，故哺乳期用药应慎重。

目前，已知某些药物通过哺乳进入新生儿体内，可能造成不良影响。如抗肿瘤药物、锂制剂、抗甲状腺药及喹诺酮类抗菌药物，在哺乳期应为忌用药。应用抗滴虫和抗厌氧菌感染的药物如硝咪唑类及应用放射性药物时，应暂停哺乳，直至放射性消退后，再开始哺乳，如应用放射性核素至少停止哺乳 4 天。哺乳期允许应用的药物，也应掌握适应证，适时适量应用。

259 乳腺炎的原因有哪些？

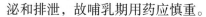

乳腺炎的原因主要有两种：

（1）**乳汁淤积**　常由于乳头内陷、乳管阻塞和乳母缺乏授乳经验等因素引起。

（2）**病原菌入侵**　乳头皮肤娇嫩，易破损或皲裂，皮肤周围细菌或婴儿口咽部感染通过哺乳途径，使细菌沿淋巴管或直接侵入乳管，上行至腺小叶而致感染。

260 如何治疗乳腺炎？

治疗的原则是消除感染，排空乳汁。一般治疗，早期以非手术为主。

（1）**早期症状轻者可不停止哺乳**　但为了婴儿的健康，应停用患侧乳房哺乳。患侧乳房应用吸奶器吸尽乳汁，促使乳汁通畅排出。热敷有利于增加乳房局部血液循环，促使早期炎症消退。在任何局部处理的病例中，都建议母亲在敷药后和母乳喂养前清洗乳房。

（2）**药物治疗**　应用抗菌药物，本病常见病原菌为金黄色葡萄球菌，常应用青霉素、头孢菌素等药物，也可选择红霉素类药物；也可用中药治疗，如蒲公英、野菊花等清热解毒药物。

（3）**脓肿切开引流**　如果有脓肿形成，需要及时切开引流。

261　如何预防乳腺炎？

乳腺炎的预防关键在于避免乳汁淤积，防止乳头损伤，并保持清洁。乳母应经常用温水、肥皂水洗净两侧乳头。如果乳头内陷，可经常挤捏、提拉矫正。要养成定时哺乳、婴儿不含乳头而睡等良好习惯。每次哺乳应将乳汁吸空，如有淤积，可按摩或用吸乳器排尽乳汁。哺乳后应清洗乳头。若乳头有破损或皲裂要及时治疗。注意孩子的口腔卫生。

262　影响泌乳的药物有哪些？

催乳剂葫芦巴、山羊豆、首蓿和洋飞廉适量用于哺乳期是安全的；适量的鼠尾草、薄荷油和荷兰芹能减少乳汁产出。一般而言，应该坚持治疗量并且不可过多服用草药茶剂。乳汁味道的改变可能会产生喂养问题。

其他断奶药物：口服己烯雌酚 1~2mg，每日 3 次，共 2~3 日或肌内注射苯甲酸雌二醇，每次 2mg，每日 1 次，直至停乳为止。

263　为什么儿童用药有其特殊性？

儿童处于生长发育期，各器官功能发育尚未完全成熟，生理解剖各方面与成人有着巨大差异，药物动力学和药物毒性反应有着独特的性质，且受年龄和病理状态的影响。举例来说，由于儿童神经系统发育不完善，吗啡对婴幼儿的呼吸中枢抑制作用非常明显；儿童消化道面积相对较大，药物吸收率高，药物过量容易引起毒副反应；长期使用肾上腺皮质激素和苯妥英钠可以造成骨骼脱钙和发育障碍。

264 儿童用药的一般原则是什么？

首先，应严格掌握适应证，精心挑选药物。由于儿童处于生长发育阶段，组织器官尚不成熟，功能尚不完善，因此选择药物时应严格掌握适应证，挑选疗效确切、不良反应较小的药物。特别是对中枢神经系统、肝、肾功能有损害的药物应尽可能少用或者不用。

其次，要根据儿童特点，选择给药途径。口服给药为首选，肌内注射要考虑注射部位的吸收状况，避免局部结块坏死；静脉注射吸收完全，但是容易给患儿带来痛苦的不安全因素；栓剂和灌肠剂较为安全，但是品种较少。

再者，要根据儿童不同阶段，严格掌握用药剂量。药物剂量太小达不到治疗效果，太大则有可能造成损害。随着儿童年龄的增长，体重逐步增加，组织器官逐步成熟，用药剂量也应相应逐步增加。

最后，要严密观察儿童用药反应，防止产生不良反应。

265 如何正确计算儿童服药剂量？

儿童用药剂量的计算方法很多，包括按体重、年龄和体表面积计算：

（1）依据年龄计算　此方法并不实用，目前儿科医生使用较少。

但是对于某些剂量不需要十分准确的药物，如止咳药、消化系统用药，为了使用方便，仍在使用，如沐舒坦口服溶液、复方福尔可定口服溶液，可以按照年龄使用推荐剂量。

（2）按照体重计算　如果知道药物的每千克体重剂量，直接乘以体重即可得一次或一日的剂量。

如果没有每千克体重剂量，则需要按照下面公式计算：

小儿剂量＝成人剂量×小儿体重（千克）/70。

虽然该公式简单易记，但是对于幼儿剂量会偏小，对于体重过重的儿童，剂量会偏大。

（3）根据体表面积计算　体表面积计算是比较合理的计算方法，但这种方法计算复杂，多在医院使用，家庭较难掌握。

首先需要计算体表面积，体重在 30 千克以下者，其体表面积计算公式为：

体重（千克）×0.035＋0.1＝体表面积（平方米）。

体重在 30 千克以上者，在上述公式基础上每增加体重 5 千克，体表面积增加 0.1 平方米。比如，30 千克体重者，体表面积为 1.15 平方米，35 千克体重者为 1.25 平方米，40 千克体重者为 1.35 平方米。

算出儿童的体表面积后，用药量＝成人剂量×小儿体表面积（平方米）/1.73。

266 **儿童应慎重使用哪些抗菌药物？**

抗菌药物是较常用的一类药物，家长们通常会在孩子感冒或发热时给孩子服用一些，但是抗菌药物的使用是有明确指征的，不同的抗菌药物适用的人群是不一样的，儿童不同时期能够应用的抗菌药物也是不同的。

新生儿肝脏的解毒、结合等代谢功能是很薄弱的，如果使用了氯霉素极易引起"灰婴综合征"，故应慎用。

新生儿应用磺胺类药物易造成高胆红素血症，甚至造成胆红素脑病，因此，应用时需注意药物剂量。

氨基糖苷类抗生素：该类药物（如庆大霉素、链霉素、卡那霉素等）有明显耳、肾毒性，小儿患者应尽量避免应用。

万古霉素和去甲万古霉素：该类药也有一定肾、耳毒性，小儿患者仅在有明确指征时方可选用。

四环素类抗生素：可导致牙齿黄染及牙釉质发育不良，这已经影响了我国一代人的身心健康，因此，此类药物不可用于8岁以下小儿。

喹诺酮类抗菌药：常用的有诺氟沙星、氧氟沙星、环丙沙星等，由于对骨骼发育可能产生不良的影响，该类药物避免用于18岁以下未成年人。

 267 **常见的儿童使用抗菌药物有哪些误区？**

（1）**抗菌药物越新、越贵，就越好**　其实针对致病菌选药才是最好的。

（2）**抗菌药物就是消炎药，有炎症就可以用**　明确有细菌感染的指征时，才可选择抗菌药物治疗，否则随意使用此类药物，只能进一步削弱患儿的抵抗力、增加不必要的药物不良反应、增加细菌耐药性。

（3）**擅自调整抗菌药物的使用**　本应一天多次用药而主观改成一天1~2次，用用停停，或未立刻见效便频繁地更换抗菌药物。抗菌药物一定要遵医嘱或按说明书服用，用药3天后，若不见效需咨询医生。由医生决定是否可以更换抗菌药物，而不要自行更换药物品种。选择了合适的抗菌药物后应用至足够疗程，不可刚一见效便立刻停药，一般宜用至体温正常、症状消退后72小时。

（4）**把抗菌药物当作预防感冒药使用**　除特殊情况外，一般不可常规预防使用，且对小儿感冒毫无预防作用，只会带来副作用。

（5）**有些家长认为抗菌药物有一定的副作用，坚决不使用抗菌药**

物 确有使用抗菌药物的指征时，应遵医嘱使用，不要因为偏见而延误病情。

268 如何治疗小儿轮状病毒性腹泻？

轮状病毒是婴幼儿秋、冬季急性胃肠炎最常见的病原体，高发年龄为 6 个月到 2 岁。据 WHO（世界卫生组织）统计，各种原因引起的腹泻患儿在住院患者中 20%~70% 是由轮状病毒感染所致，而在治疗过程中不乏有滥用抗菌药物的情况。

事实上，抗菌药物对轮状病毒感染的腹泻毫无作用，而且有很多副作用，如让人恶心、呕吐，还会杀死人体内正常存在的有益细菌，如双歧杆菌、乳酸杆菌等，破坏微生态平衡，造成免疫力下降，只会延误或加重病情。

面对轮状病毒性腹泻，各位家长不要惊慌、不知所措，对于这类腹泻可以给予抗病毒药物、口服补液盐、肠黏膜保护剂，（如思密达）、微生态制剂，（如培菲康和金双歧）等进行治疗。

269 儿童发热怎么办？

儿童发热是一种常见的症状。一般情况下，低热时家长可采用物理降温的方法，不要给孩子穿过多的衣物，要多饮水，还可以适当地给孩子洗温水澡等。同时应注意居室通风。如果孩子高热（38.5℃以上）就必须给予退热药并且及时就医。当然，退热药联合使用时一定要听从医生的意见。

270 儿童腹泻怎么办?

儿童腹泻的原因很多，不可轻易给孩子应用抗生素。应去正规的医院进行检查，并听从医师及药师的指导。儿童肠道正常菌群发展尚不稳定，容易因应用抗生素而受到破坏。不适当的使用抗生素易造成继发感染，加重腹泻症状。及时服用益生菌可以改善肠道菌群，所以家中应常备益生菌。如果抗生素在使用了 3~5 天之后效果不好或不明显就建议复诊、换药。如果感染严重应该做菌群培养及药敏实验以保证用药的准确性。另外，小儿腹泻容易伴脱水，家长应注意及时给孩子补充水分，必要时加口服补液盐。

271 儿童缺钙怎么办?

孩子在很小的时候都吃过鱼肝油和钙剂，这是预防小儿佝偻病，保证孩子骨骼健康的方法。但是什么东西吃多都不好，药更不例外。钙剂用量过大时反而会抑制骨骼的生长。所以我们还是应该在医师及药师的指导下正确用药，另外多晒太阳会有利于钙的吸收。

272 儿童需要补充微量元素吗?

定期营养评价能及时发现儿童或个人存在的营养问题，以便调整膳食和治疗。对于营养正常的孩子，只要日常膳食结构合理，饮食均衡，不挑食、偏食，常规从食物中摄取的营养元素就可以满足孩子的日常需求，不需额外补充微量元素。

但对丁营养状况较差的孩子，应根据评估的结果，对症补充所缺乏的营养元素，不应盲目补充。

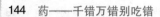 **儿童用药有哪些误区？**

儿童用药常有以下误区：

（1）**擅自增加或减少剂量** 药品剂量是依每个人的体重、年龄、性别、给药方法、排泄率等条件而配方的，不可随便更改，以免因剂量太小达不到应有的药效，或剂量太大而增加不良反应的发生率。

（2）**随意改变给药时间** 用药的时间要正确，注意是饭前还是饭后，是睡前还是必要时。这些要求是根据药物的药理作用及不良反应等制定的，以确保疗效及减少不良反应。

（3）**任意联合用药** 有的家长由于着急让孩子尽快好起来，就把多种类似的药物一起使用，似乎是药多力量大，其实是不可取的，因为不仅可能影响疗效还可能加重不良反应。

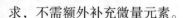 **儿童高血压患者多吗？**

高血压对大多数人来说已经不是个陌生的词汇了，随着国内经济的飞速发展，人们生活水平的不断提高，高血压已经慢慢渗入到很多人的日常生活中，特别是近些年来，儿童的高血压发病率不断升高。北京儿童医院对 5000 名 6~18 岁的儿童和青少年的调查表明，其中血压偏高者已达 9.36%，他们往往是成年人高血压病的"接班人"。一项 20 年的队列研究显示，43% 的儿童高血压 20 年后发展成为成人高血压，而儿童血压正常人群中发展为成人高血压的比例只有 9.5%。

275　儿童患高血压怎么办？

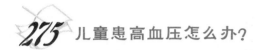

　　绝大多数高血压儿童通过非药物治疗即可达到血压控制的目标。非药物治疗主要指生活方式干预，即去除不利于身体和心理健康的行为和习惯，包括以下三方面：

　　（1）**控制体重**　儿童期维持正常体重可以减少成年后高血压发病率。控制体重不仅能够降低血压，而且可以减低血压对盐的敏感性，降低其他心血管危险因素的发生率。控制体重可以避免药物治疗或推迟药物治疗开始的时间。

　　（2）**增加有氧锻炼，减少静态活动时间**　鼓励儿童自我检测静坐时间（包括看电视和玩电脑游戏的时间），将静坐时间限制在每天 2 小时以下。进行规律的有氧体育活动，每天进行 30～60 分钟中度体育活动。规律体育活动和限制静坐时间可预防肥胖、高血压和其他心血管危险因素的发生。

　　（3）**调整饮食结构，建立健康饮食习惯**　高糖、高脂肪类食物应尽量少食或者不食，儿童应多吃一些富含维生素、纤维素的食物，这些食物对身体的成长更加有益处。同时对儿童也要强调控制盐的摄入量，成人每天食盐摄入量不应超过 6g，儿童应更少一些。

276　手足口病的病原和主要临床表现是什么？

　　手足口病是由肠道病毒引起的急性传染病，多发生于学龄前儿童，尤以 3 岁以下年龄组发病率最高。患者和隐性感染者均为传染源，主要通过消化道、呼吸道和密切接触等途径传播。主要临床表现为手、足、口腔等部位的斑丘疹、疱疹。少数病例可出现脑膜炎、脑炎、脑脊髓炎、肺水肿、循环障碍等，致死原因主要为脑干脑炎及神经源性肺水肿。本病潜伏期多为 2~10 天，平均 3~5 天。

普通病例特点为起病急，发热，口腔黏膜出现散在疱疹，手、足和臀部出现斑丘疹、疱疹，疱疹周围可有炎性红晕，疱内液体较少。可伴有咳嗽、流涕、食欲不振等症状。部分病例仅表现为皮疹或疱疹性咽峡炎。多在一周内痊愈。

277 手足口病的一般治疗有哪些？

一般治疗应注意隔离，避免交叉感染。适当休息，清淡饮食，多饮温开水，做好口腔和皮肤护理。

（1）**隔离** 患儿与健康儿隔离，一般需隔离 2 周。

（2）**消毒** 患儿用过的玩具、餐具或其他用品应彻底消毒。一般常用含氯的消毒液浸泡及煮沸消毒。不宜蒸煮或浸泡的物品可置于日光下暴晒。患儿的粪便需经含氯的消毒剂消毒 2 小时后倾倒。

（3）**保持室内空气流通** 患儿居室内应空气新鲜，温度适宜，定期开窗通风，每日可用乳酸熏蒸进行空气消毒。乳酸的用量，按每 m^2 的房间 2ml 计算，加入适量水中，加热蒸发，使乳酸细雾散于空气中。

（4）**饮食** 口腔有糜烂时可以吃一些流质食物。禁食冰冷、辛辣、咸等刺激性食物。

（5）**口腔、皮肤护理** 应保持口腔清洁，预防细菌继发感染，每次餐后应用温水漱口。患儿衣服、被褥要清洁，衣着应宽大、柔软，经常更换。剪短患儿指甲，必要时包裹患儿双手，防止抓破皮疹。臀部有皮疹的婴儿，随时清理患儿大小便，保持臀部清洁干燥。疱疹破裂者，局部可涂擦 1% 龙胆紫或抗生素软膏。

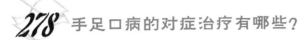

278　手足口病的对症治疗有哪些？

低热或中等度热，无需特殊处理，可让患儿多饮水，如体温超过38.5℃，应在医生指导下服用退热剂。口腔有糜烂时可涂金霉素鱼肝油，以减轻疼痛，促使糜烂早日愈合，也可选用青黛散、双料喉风散、冰硼散等外用。对于普通病例，可根据具体情况进行中医治疗：

（1）**肺脾湿热证**　主症：发热，手、足和臀部出现斑丘疹、疱疹，口腔黏膜出现散在疱疹，咽红、流涎，神情倦怠，舌淡红或红，苔腻，脉数，指纹红紫。可用蓝芩口服液、小儿豉翘清热颗粒、金莲清热泡腾片、抗病毒口服液等。

（2）**湿热郁蒸证**　主症：高热，疹色不泽，口腔溃疡，精神萎顿，舌红或绛、少津，苔黄腻，脉细数，指纹紫暗。可用紫雪丹或新雪丹等、热毒宁注射液、喜炎平注射液、丹参注射液等。

279　如何早期识别手足口病重症病例？

具有以下特征，尤其3岁以下的患者，有可能在短期内发展为危重病例，应密切观察病情变化，进行必要的辅助检查，有针对性地做好救治工作。

（1）持续高热不退。

（2）精神差、呕吐、易惊、肢体抖动、无力。

（3）呼吸、心率增快。

（4）出冷汗、末梢循环不良。

（5）高血压。

（6）外周血白细胞计数明显增高。

（7）高血糖。

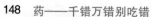**280** 手足口病如何预防？

必须注意个人和环境卫生，饭前便后一定要让孩子洗手。夏天不要让孩子猛吃冷饮，不喝生水，瓜果一定要洗净、削皮。食品一定要高温消毒，不吃易变质的食品。孩子的餐具、玩具等用品，要及时消毒，预防病从口入。同时加强孩子的营养、注意休息，避免日光暴晒，防止过度疲劳而降低抵抗力。少让孩子到拥挤的公共场所，减少被感染的机会。幼儿园及家里要经常开窗通风，保持居室整洁卫生。

一旦发现孩子出现手足口病的症状，不必惊慌，要尽早去医院治疗，主动隔离，等孩子痊愈后由医生批准再回到幼儿园去，避免交叉传染，扩大疫情。

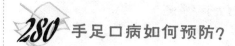**281** 如何利用中药治疗儿童感冒？

感冒是小儿最为常见的疾病之一。传统中药在小儿感冒的预防和治疗中均有较好的疗效：

（1）小儿饮食不节损伤脾胃引起纳呆食少，脘胀腹满，手足心热，自汗乏力，大便不调，以至厌食、恶食时，可服用健儿消食口服液。

（2）小儿出现咳嗽咽痛，食欲不振，脘腹胀满时，可服用健儿清解口服液。

（3）小儿胃热停食，肚腹胀满，恶心呕吐，烦躁口渴，大便干燥，可服用小儿化食丸。

（4）小儿食积咳嗽，属痰热证，症见：咳嗽，以夜重，喉间痰鸣，腹胀，口臭，可服用小儿消积止咳口服液。

（5）小儿风热感冒挟滞证，症见：发热咳嗽，鼻塞流涕，咽红肿痛，纳呆口渴，脘腹胀满，便秘或大便酸臭，溲黄，可服用小儿豉翘清热颗粒。

（6）小儿痰热犯肺所引起的咳嗽痰黄，可服用肺力咳合剂。

（7）小儿出现停食，发热鼻塞，咳嗽痰多，呕吐，风寒感冒时，可服用小儿至宝丸等。

此外，在预防感冒方面应多加注意。

282 儿童误服药物的原因是什么？

近些年来，因儿童误服药物导致的中毒事件屡有报道，应该引起所有家长的重视。儿童误服药物，后果可能会非常严重，及时采取措施、对症治疗非常重要，但是"上医医未病之病"，也就是说防患于未然更重要。

儿童误服药物的原因很多，从药品方面来说主要是家庭用药中经常出现糖衣片、异形片和彩色药片，儿童常将其误认为糖果，同时儿童药品往往添加有甜味剂以提高孩子的服药依从性；另一方面很多家长为了使孩子顺利服下药物，常会告诉孩子吃的是"糖果"或"糖水"，进一步增加了儿童误用药物的风险。儿童往往自身缺乏判断能力，将药品与食品相混淆而误服，其发生会非常突然，剂量可能会成倍或十几倍增加，后果也会更加严重。

283 如何避免儿童误服药物？

家长的防范意识和防范措施是最有效的避免儿童误服药物的手段。应做到：

（1）**分门别类防拿错**　药品不可和其他物品混放在一起。成人药与儿童药要分开，外用药与口服药要分开，以免错拿造成误服。

（2）**避免当孩子面吃药**　孩子会模仿成人吃药的行为，家长应尽量避免在孩子面前吃药。

（3）**告诉儿童为什么吃药**　不要为了提高孩子的服药依从性而欺骗他们说是糖果，应该告诉他们药名和为什么吃药。同时教育孩子不应自行取用药品。

（4）**不让儿童拿到最重要**　药品应放置在儿童看不到也摸不到的地方，切勿将药品随意放在桌柜上、枕边或儿童容易拿到的抽屉里。

（5）**用药时候需谨慎**　如果家长正在使用药品时因有急事而必须离开，应马上把它放到安全的地方。

（6）**应保存药品完整的外包装**　包装盒可以提醒药物有效期，防止药物变质过期。药品说明书可以提醒家长药品的用法用量、注意事项和不良反应等重要信息。

（7）**儿童药品应尽量选择有安全瓶盖的产品**　可以有效防止儿童自己开启药瓶取用药品。

老 年 人 用 药 篇

284 为什么老年人用药"少"为贵？

随着年龄的增长，老年人的生理条件发生了很大变化。老年人的消化功能随年龄的增长逐年下降，这会影响药物的吸收；肝药酶的生成及活性逐渐减低，会影响药物的代谢和排泄，使老年人对药物的敏感性增强，易发生药物不良反应；肾脏的排泄功能降低，使药物在体内停留时间延长，血浆药物浓度升高，容易出现药物的蓄积中毒；老年人体内的水分和肌肉组织逐渐减少，而脂肪所占的比例相对增加，亲脂性药物（巴比妥、地西泮等）容易在脂肪组织中蓄积，同时老年人血浆蛋白含量减少，使游离药物浓度增加而产生中毒反应。由于上述原因老人用药应因人而异，从小剂量开始，根据年龄、性别、体重、体质情况、肝肾功能及患病程度调整方案。对于急性病，老年患者开始用量可以稍大一点，一旦病情稳定应及时减量或停药。

285 为什么老年人用药忌用量过大、种类过多？

由于老年人肝肾功能减退，对药物代谢能力下降，肾脏的排泄也较慢，所以，老年人用药剂量比青壮年应有所减少，用药种类也不宜过多。在同一时间内用药种类也多，发生不良反应的概率也会相应增多。例如，老年人失眠时常用药——地西泮（安定）的半衰期延长与年龄的增长呈正相关，其毒性反应率也相应增加。地西泮在 20 岁青年体内的半衰期为 20 小时，80 岁的老人约为 90 小时，其毒性反应也相应从 1.9%升至 7.1%~39%。故老年人服用地西泮的剂量应当减半。

因老年人往往患有多种疾病，相应服用的药物种类也会增多。有调查显示，约有 1/4 的老年患者同时使用 4~6 种药物，由于药物之间的相互作用，不良反应发生率亦随之增高。

286 为什么老人用药忌偏听偏信？

许多老年人患病初期，都抱有希望尽早治愈的急切心理，跑遍各家知名医院寻医问药。一旦短期内达不到预期的治疗效果，往往放弃医生给出的治疗方案，另觅他途，或者更换医院、更换药品，或者偏听偏信，根据别人用药经验进行治疗。甚至听信小广告的虚假宣传，赔了钱财，又延误了治疗时机。

药物治疗需要一个过程，着急只能增加心理负担，对疾病的治疗没有好处。根据他人经验用药更是缘木求鱼，每个人的身体情况均不一样，医生的治疗方案也是量体裁衣，用药种类、剂量都会有所不同。盲目使用他人的治疗方案，等于拿别人合适的衣服往自己身上套，弊端太多。

偏听偏信还存在另外一种情况，有些老年患者深受疾病的困扰，往往寄希望于所谓的"祖传秘方""灵丹妙药"和"最新科技"，再加上老年人"耳根软"，容易成为被"忽悠"的对象。"包治""不用服药""××日见效""根治"这类宣传口号，往往不符合医学原则，极有可能是夸大宣传。

287 为什么老人用药忌不遵医嘱？

许多老年朋友"恨"病，常常不按照医嘱，擅自增加服药剂量和服药次数，认为这样可能增加疗效。

不遵医嘱往往分为两种情况，即超量服用和减量服用。

前者是由于部分老年患者治病心切，擅自增加用药剂量，认为这样可以好的快一些。可是这样的危害也显而易见，药物的剂量加大，对肝肾的负担也就随之增大。疾病的好转需要一个过程，盲目增加药量非但无益，反而有害。另一种情况是老年人对药物的不良反应有一定了解，担心产生依赖性或副作用，擅自减少用药剂量，甚至认为症状减轻就可以停药。

以高血压治疗为例，降压药服用从小剂量开始，观察降压幅度和不良反应，合并使用时注意避免药物相互干扰，老年人的治疗目标可以降至正常高值（140/90mmHg），不宜过于追求血压指标。又由于目前临床上使用的多为长效降压药，这类药物副作用较小，但一般要吃到 7 天甚至 4~6 周才能看到效果。

288 为什么老人忌乱用补药？

中医有一句俗语叫做"人参杀人无过，大黄救人无功。"说的就是老百姓当中广泛存在的一种偏见。认为以人参为代表的滋补品再怎么吃都是对身体有好处的。看望老年患者，也习惯带上几盒滋补品来"尽尽孝心"。

实际上，中医讲究"药食同源"，这类补品也应该在辨证论治的情况下才能使用。人参虽然可以大补元气，适合大汗、大泄、大失血或大病久病所致的元气虚极欲脱，可以补益心气，改善心悸、胸闷气短、失眠梦多、健忘等。但也不宜久服，长时间服用会引起腹泻、失眠、神经过敏、血压升高、忧郁、性欲亢奋、头痛、心悸等不良反应。

俗话说"药补不如食补"，乱吃补药也会带来不少危害。在治疗中适当地使用一些补剂辅助治疗也是可以的，但一定要遵从医嘱。

289 老年患者用药的"四要、三注意、二不要"原则分别指什么？

为了保证老年朋友在疾病治疗时能够事半功倍，这里也给老年患者支一招，老年患者在药物治疗期间要做到"四要、三注意、二不要"。

(1) 四要 要遵医嘱服药；要告知医生所用药物；要保存医疗资料、病历等；要定期检查。

(2) 三注意 注意药物相互作用；注意身体的变化；注意饮食的选择。

(3) 二不要 不要自行改药；不要道听途说，错把保健品当药物。

290 老年患者治疗便秘的误区是什么？

便秘是一种常见的慢性消化道症状，随着人们饮食结构的改变以及心理、社会因素等诸多方面的影响，便秘已成为影响人们生活质量的重要因素之一。

有些老年患者急于治疗便秘，往往使用大黄、芒硝、番泻叶等作用比较强烈的中药。其实，这种做法并不正确。便秘之症，观其病因，主要有胃肠积热，气机郁滞，气血亏虚，阴液不足，饮食积滞等。证有虚实之分，但皆为大肠传导失调所致。老年人年老体衰，气血不足，肾阳亏虚，而又津亏液少，便秘时滥用泻下药，欲速则不达，反而会对身体造成更大的伤害。

291　治疗便秘的药物有哪些？

治疗便秘的药物主要有以下类型：

（1）**容积性泻药**　又称盐类泻药，如硫酸镁，通过吸收大量水分，使肠内容积增大，对肠黏膜产生刺激，增强肠管蠕动等作用而排便。这类泻药作用快而强，主要用于排除肠道内毒物，或与驱虫药合用驱除肠内寄生虫，但有一定毒性，现很少使用。

（2）**刺激性泻药**　如含果导片、蓖麻油、大黄、番泻叶等，这类泻药作用较峻烈，长期使用可能会对肠神经系统造成不可逆的损伤。

（3）**润滑性泻药**　又称大便软化剂，如液状石蜡、甘油栓、开塞露、麻仁润肠丸、麻仁软胶囊、芪蓉润肠口服液等，这类药作用温和，不引起剧泻，适于老年人、产妇、高血压、术后及痔瘘患者。

292　老年患者如何选择治疗便秘的药物？

治疗老年人便秘，最好选用具有润下、补益作用的中成药，即使是实证也不可滥用药性峻烈之剂，不宜选用刺激性太强的泻药，如番泻叶、大黄、果导、石蜡油等。因老年人津液越老越涸，中气越老越衰，故越攻则大肠津液越伤，不但伤气耗液，而且攻后便秘越甚，在治疗中应引以为戒。需要提醒老年患者的是，不可长期靠服用泻药排便，否则造成依赖，一旦停药，排便更加困难。另外，长期使用泻药会导致体内钠、钾、钙等离子及维生素的丢失，造成电解质紊乱和维生素缺乏症，尤其对于老年慢性病患者应密切观察，及时发现，尽快纠正。

通过正确的药物治疗，远离便秘的困扰。

293 什么是失眠？

失眠是指无法入睡或无法保持睡眠状态，导致睡眠不足。又称入睡和维持睡眠障碍（DIMS），为各种原因引起入睡困难、睡眠深度或频度过短、早醒及睡眠时间不足或质量差等，常见导致失眠的原因主要有环境原因、个体因素、躯体原因、精神因素、情绪因素等。

294 常见的可致失眠药物有哪些？

常见的可致失眠的药物主要有以下几类：

（1）**降压药** 降压药物若选择不合适或用量不当，可造成夜间低血压，也可导致失眠。

（2）**糖皮质激素** 长期大剂量应用，可引起机体的兴奋性增高而导致失眠。

（3）**利尿剂** 使用后可使排尿次数增多，若睡前服用，常因小便增多而影响睡眠，因此利尿药宜在白天服用。

（4）**平喘药** 麻黄碱、茶碱等因具有中枢兴奋作用，可兴奋大脑皮层和皮层下中枢，有些患者服用后会发生激动不安、失眠等。剂量过大还可发生谵妄、惊厥等。

（5）**抗抑郁药** 常用的抗抑郁药丙咪嗪、氯米帕明、氟西汀、帕罗西汀、舍曲林等均可引起失眠。

（6）**抗生素** 大部分抗生素对胃肠道都会有刺激，若在晚饭前或晚上入睡前服用，可因产生恶心、上腹不适而影响睡眠。喹诺酮类抗生素还有较强的中枢反应，服用后可致头痛、头晕、睡眠不良，应避免睡前服用。

此外，强心药、抗结核药、补血药（铁制剂）、抗病毒药、镇痛药、中药（人参、鹿茸）都有引起失眠的副作用。

295　为什么老人使用安眠药更易受伤害？

老人使用安眠药应该注意以下几个问题：

首先，老年人肝肾功能减退，对药物代谢能力下降，肾脏的排泄也较慢。老年人在服用地西泮等药物时，剂量应当减半。否则按照成人常规剂量服用，更易出现不良反应。

其次，服用安眠药也容易造成一系列不良反应。如嗜睡、头痛、头晕、乏力、运动失调等，这些反应与剂量相关，剂量越大，越容易出现反应，老年患者由于药物代谢能力的下降，更易出现以上反应。因此，老年人用药后行动宜缓慢，例如，第二天早上起床时一定要慢慢下床，以预防跌倒的发生。

最后，安眠药在长期服用后，会出现耐受和依赖性。用俗话来说，就是药物越来越不起效，还有如果不服药就无法入睡。对策就是不要轻易服用安眠药，如果必须使用，应当从小剂量开始口服。

296　老人服用安眠药时有哪些注意事项？

老年人在使用安眠药时，还需注意以下事项：

请医生或者药师检查服用的所有药物，不要随意乱用药，一定按照医嘱定时定量的服用药物，更要避免同时服用多种药物，在病情允许的前提下，在医生和药师的指导下减少用药的剂量，了解药物的副作用，密切注意用药后的反应。

297 老年糖尿病患者用药有哪些注意事项？

我国糖尿病的发病率越来越高，而老年人糖尿病发病率较中青年要高3~6倍。由于老年人常伴有多种器官功能减退，所以老年糖尿病患者用药应注意以下几点：

（1）控制餐后高血糖 餐后血糖升高会增加心血管并发症的发生。此外，餐后血糖从早餐后一直延续到午夜，比空腹血糖时段长得多，因此在控制空腹血糖的同时，必须积极控制餐后高血糖。

（2）特别要当心夜间低血糖 首先，老年人代谢率低，用药容易发生低血糖，尤其是服用一些长效磺脲类如格列本脲时，易发生夜间低血糖。

（3）注意药物对肝肾的不良反应 有些老年人过去有肝病、肾病史，故用药前应先查肝肾功能。许多降糖药在肝内代谢，经肾排出。所以在肝肾功能不良时应慎重选药。在肝功能异常时不能用双胍类降糖药及胰岛素增敏剂，否则易产生肝功能衰竭。

（4）应及早使用胰岛素 在老年糖尿病患者肝肾功能不良或血糖控制不好时，应该及早应用胰岛素治疗。但是用胰岛素更要防止低血糖，剂量不可过大，尤其是要防止老人视力不好或注射器刻度不清而搞错剂量。

298 什么是骨质疏松症？

骨质疏松症是一种以骨量低下、骨微结构破坏、导致骨脆性增加、易发生骨折为特征的全身性骨病（世界卫生组织，WHO）。2001年美国国立卫生研究院（NIH）提出骨质疏松症是以骨强度下降、骨折风险性增加为特征的骨骼系统疾病。

　　骨质疏松症可发生于不同性别和年龄，但多见于绝经后女性和老年男性。骨质疏松症分为原发性和继发性两大类。原发性骨质疏松症又分为绝经后骨质疏松症（Ⅰ型）、老年性骨质疏松症（Ⅱ型）和特发性骨质疏松症（包括青少年型）三类。绝经后骨质疏松症一般发生在妇女绝经后 5~10 年内；老年性骨质疏松症一般指老年人 70 岁以后发生的骨质疏松；继发性骨质疏松症指由任何影响骨代谢的疾病或药物所致的骨质疏松症；而特发性骨质疏松症主要发生在青少年，病因尚不明确。日常生活中，更多见的是绝经后骨质疏松症和老年性骨质疏松症，即原发性骨质疏松症。

299 骨质疏松症的流行病学现状如何？

　　骨质疏松症居于我国常见慢性病第四位，也是中老年最常见的骨骼疾病。目前我国 60 岁以上的人口约 1.73 亿，是世界上老年人口绝对数量最多的国家。2003~2006 年一次全国性大规模流行病学调查显示，50 岁以上人群以椎体和股骨颈骨密度值为基础的骨质疏松症总患病率女性为 20.7%，男性为 14.4%。60 岁以上的人群中骨质疏松症的患病率明显增高，女性尤为突出。

　　骨质疏松的严重后果为发生骨质疏松性骨折，北京市一项调查研究表明：2002~2006 年间，北京市 50 岁以上人群中，髋部骨折发生率女性为 229/10 万，男性为 129/10 万。与十年前的数据相比分别增加了 110% 和 42%。预计未来十年，中国人髋部骨折率还将会明显增长。届时女性一生发生骨质疏松症性骨折的危险性（40%）将高于乳腺癌、子宫内膜癌、卵巢癌的总和。男性一生发生骨质疏松性骨折的危险性（13%）将超过前列腺癌。

300 为什么会出现骨质疏松症？

人的骨骼由 206 块骨骼组成，骨骼在人的整个生命过程中都进行着除旧迎新的新陈代谢：旧骨在破骨细胞的作用下不断被吸收的同时，新骨在成骨细胞的作用下不断的生成，我们称之为骨代谢。青少年时期，"骨生长"大于"骨吸收"，骨骼处于成长阶段。青壮年时期骨吸收与骨生成的活动是平衡的，即产生的新骨能完全替换旧骨，身高维持不变。然而到了中老年时期，女性约 35 岁，男性 45 岁之后，随着年龄的增长，性激素水平下降，导致骨代谢失衡。成骨细胞不能完全修复破骨细胞形成的骨缺损，骨小梁因此变细断裂，日积月累，骨骼就像被虫蛀空的木头，发生中老年人骨质疏松症，身高开始变矮，甚至出现驼背的现象。所以，骨质疏松症其根本原因是骨代谢的失衡。

301 骨质疏松症的表现及危害是什么？

疼痛、脊柱变形和发生脆性骨折是骨质疏松症最典型的临床表现。但许多骨质疏松患者早期常无明显的症状，往往在骨折发生后经检查时才发现患有骨质疏松症。也被称为"沉默的杀手"。

（1）**疼痛**　患者可有腰背疼痛或周身骨骼疼痛，负荷增加时疼痛加重或活动受限，严重时翻身、起坐及行走有困难。

（2）**脊柱变形**　表现为身高降低、驼背、脊柱畸形和伸展受限。

（3）**骨质疏松性骨折**　又称为脆性骨折，是指低能量或非暴力骨折，通常在日常负重、活动、弯腰和跌倒后发生。常见部位为胸、腰、臀、手腕和胳膊等。其他部位也可发生骨折。骨折发生在胸部，则会影响呼吸和供血功能。腰部骨折还可能会压迫消化道，引起便秘、腹痛、腹胀、食欲减低和过早饱胀感等。

　　骨质疏松性骨折的危害很大，可导致残疾甚至死亡。骨质疏松及其骨折的治疗和护理，需要投入巨大的人力和物力，费用昂贵。中国每年骨质疏松性髋部骨折的直接经济负担超过千亿元人民币。

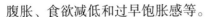

302　骨质疏松症的危险因素有哪些？

　　骨质疏松常见危险因素可分为，固有因素和非固有因素：

　　（1）**固有因素**　人种（白种人和黄种人患骨质疏松症的危险高于黑种人）、老龄、女性绝经、母系家族史。

　　（2）**非固有因素**　低体重、性激素低下、吸烟、过度饮酒、饮过多咖啡、体力活动缺乏、制动、饮食中营养失衡、蛋白质过多或不足、高钠饮食、钙和（或）维生素 D 缺乏（光照少或摄入少）、有影响骨代谢的疾病和应用影响骨代谢药物。

303　骨质疏松症如何简易自测？

　　评估骨质疏松风险的方法较多，这里给大家推荐两种敏感性较高，操作方便的简易评估方法，作为筛查工具。

　　（1）**国际骨质疏松症基金会（IOM）骨质疏松症 1 分钟测试题**

　　1）您是否曾经因为轻微的碰撞或者跌倒就会伤到自己的骨骼？

　　2）您的父母有没有过轻微碰撞或跌倒就发生髋部骨折的情况？

　　3）您经常连续 3 个月以上服用"可的松、泼尼松（强的松）"等激素类药品吗？

　　4）您的身高是否比年轻时降低了（超过 3cm）？

　　5）您经常大量饮酒吗？

6）您每天吸烟超过 20 支吗？

7）您经常腹泻吗（出于消化道疾病或者肠炎引起）？

8）女士回答：您是否在 45 岁以前就绝经了？

9）女士回答：您是否曾经有过连续 12 个月以上没有月经（除了怀孕期间）？

10）男士回答：您是否有过阳痿或性欲缺乏这些症状？

只要其中有一题回答结果"是"，即为阳性。测定结果为阳性者需进行骨密度测定，以明确诊断。

（2）亚洲人骨质疏松自我筛查工具（OSTA） OSTA 指数计算方法是：（体重-年龄）×0.2（体重单位：kg）

结果评定如下：

风险级别	OSTA 指数
低	>-1
中	-1 ~ -4
高	< -4

OSTA 指数计算结果≤-1 者，需进行骨密度测定，以明确诊断。

304 如何确诊是否患有骨质疏松症？

临床上采用骨密度（BMD）测量作为诊断骨质疏松、预测骨质疏松性骨折风险、监测自然病程及评价药物干预疗效的最佳定量标准。

骨密度通常用 T 值表示，T 值=（测定值-骨峰值）/正常成人骨密度标准差。骨密度值低于同性别、同种族正常成年人骨峰值不足 1 个标准差属正常；降低 1~2.5 个标准差为骨量低下；降低程度等于或大于 2.5 个标准差为骨质疏松。符合骨质疏松诊断标准同时伴有一处或多处骨折时为严重骨质疏松。

诊　断	T　值
正常	T 值 ≥ -1
骨量低下	-2.5 < T 值 < -1
骨质疏松	T 值 ≤ -2.5
严重骨质疏松	T 值 ≤ -2.5，且伴有一处或多处骨折

除一分钟测试题回答结果阳性者，或 OSTA 指数计算结果 ≤ -1 者之外，符合以下任何一条者，也建议进行骨密度测定：

（1）女性>65 岁，男性>70 岁。

（2）女性<65 岁，男性<70 岁，伴有一个或多个危险因素。

（3）有脆性骨折史和（或）有脆性骨折家族史的男、女成年人。

（4）各种原因引起的性激素水平低下的男、女成年人。

（5）X 线片已有骨质疏松改变者。

（6）接受骨质疏松治疗、进行疗效监测者。

305 如何预防骨质疏松症？

骨质疏松症是可防可治的慢性病。人的各个年龄阶段都应当注重骨质疏松的预防，婴幼儿和年轻人的生活方式都与骨质疏松的发生有密切联系。骨质疏松症的预防比治疗更现实和重要。骨质疏松症的预防措施有以下两种：

（1）**调整生活方式**　包括食用富含钙、低盐和适量蛋白质的食物，均衡膳食；适当户外活动和光照；避免嗜烟、酗酒，慎用影响骨代谢的药物；防止跌倒；加强自身和环境的保护措施，如使用关节保护器等。

（2）**骨健康补充剂**　适当补充钙剂，我国营养协会制定成人每日钙摄入推荐量 800mg（元素钙）是获得理想骨峰值、维护骨健康的适宜剂量。绝经后妇女和老年人每日钙摄入推荐量为 1000mg。目前的膳食营养调查显示我国老年人平均每日从饮食中获得钙 400mg，故平均每日应补充钙剂约 500~600mg。钙剂一般建议两餐之间服用，还建议咬碎服用，以利于吸收。还可补充维生素 D，维生素 D 促进钙的吸收，对骨骼健康、维持肌力、改善身体稳定性、降低骨折风险有益。成年人维生素 D 推荐剂量为 200IU（5μg）/d。

306 什么情况下需要开始骨质疏松的药物治疗？

具备以下情况之一者，需考虑药物治疗：

（1）确诊骨质疏松症者（T≤-2.5），无论是否有过骨折。

（2）骨量低下患者（-2.5<T 值≤-1.0）并存在一项以上骨质疏松危险因素，无论是否有过骨折。

（3）无骨密度测定条件时，具备以下情况之一者，也需考虑药物治疗：

1）已发生过脆性骨折；

2）OSTA 指数筛查为"高风险"；

3）FRAX（预测骨折风险的一种简易工具）计算出髋部骨折概率≥3%，或任何重要的骨质疏松性骨折发生概率≥20%。

307 抗骨质疏松药物有哪些？

抗骨质疏松的药物有多种，机制也有所不同。

（1）**双膦酸盐类** 主要机制为抑制破骨细胞的功能，从而抑制骨吸收。批准用于绝经后骨质疏松症、男性骨质疏松症、糖皮质激素诱导的骨质疏松症。

（2）**降钙素类** 能抑制破骨细胞的活性、减少破骨细胞的数量，从而抑制骨吸收。此类药物能明显缓解骨痛，更适用于伴有疼痛症状的患者。

（3）**雌激素类**　能抑制骨吸收，阻止骨丢失。是防治绝经后骨质疏松的有效手段。

（4）**雌激素类受体调节剂类**　不是雌激素，其特点是选择性地作用于雌激素受体。主要用于绝经后骨质疏松症。

（5）**甲状旁腺激素类**　是目前促进骨形成的代表药物，目前尚未在国内上市。

（6）**活性维生素 D 及其类似物**　此类药物更适合老年人、肾功能不全、肝代谢酶缺乏的患者。

（7）**锶盐类**　可同时作用于成骨细胞和破骨细胞。

（8）**其他**　包括维生素 K_2、植物雌激素及中药制剂等，临床证据较少，临床较少用。

需要注意的是抗骨质疏松药物必须在医师的指导下应用。

308 骨质疏松的康复治疗有哪些？

运动是保证骨骼健康的重要措施之一，不同时期运动对骨骼的作用不同，儿童期增加骨量，成人期获得并保持骨量，老年期保存骨量减少丢失。运动可以从两个方面预防脆性骨折：提高骨密度和预防跌倒。

运动应遵循个体化、综合考虑及产生骨效应为原则。负重、抗阻、超负荷和累计的运动可以产生骨效应，其中，抗阻运动还具有部位特异性，可以定向增加某些骨骼的骨量。

日常可采取的负重运动和抗阻运动多种多样，如快步走、哑铃操、举重、划船、脚踏运动等。建议负重运动每周 4~5 次，抗阻运动每周 2~3 次。强度以每次运动后肌肉有酸胀和疲乏感，休息后次日这种感觉消失为宜。四肢瘫、截瘫和偏瘫的患者，由于神经的损伤和肌肉的失用容易发生继发性骨质疏松，这些患者应增加健侧肢体的抗阻运动、负重站立和功能性电刺激。

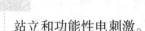 有关骨质疏松的误区有哪些？

（1）**喝骨头汤能防止骨质疏松**   实验证明同样一碗牛奶中的钙含量，远远高于一碗骨头汤。

（2）**治疗骨质疏松症等于补钙**   骨质疏松症是由骨代谢异常造成的。因此骨质疏松症的治疗不是单纯补钙，而是综合治疗。

（3）**骨质疏松症是老年人特有的现象，与年轻人无关**   骨质疏松症并非是老年人的"专利"，如果年轻时忽视运动，常常挑食或节食，饮食结构不均衡，导致饮食中钙的摄入少，体瘦，又不拒绝不良嗜好，这样达不到理想的骨骼峰值量和质量，就会使骨质疏松症有机会侵犯年轻人，尤其是年轻的女性。

（4）**老年人治疗骨质疏松症为时已晚**   任何阶段开始治疗都是有益的！越早治疗效果越好。

（5）**靠自我感觉发现骨质疏松症**   多数骨质疏松症患者在初期都不出现异常感觉或感觉不明显，不要等到发觉自己腰背痛或骨折时再去诊治。

（6）**骨质疏松症是小病，治疗无须小题大做**   对于已经确诊骨质疏松症的患者，应当及早到正规医院，接受专科医生的综合治疗。

（7）**骨质疏松容易发生骨折，宜静不宜动**   保持正常的骨密度和骨强度需要不断地运动刺激，缺乏运动就会造成骨量丢失。

（8）**骨折手术后，骨骼就正常了**   发生骨折，往往意味着骨质疏松症已经十分严重。骨折手术只是针对局部病变的治疗方式，而全身骨骼发生骨折的风险并未得到改变。

310 急救药硝酸甘油该如何使用？

硝酸甘油可用于冠心病、心绞痛的治疗及预防，也可用于降低血压或治疗充血性心力衰竭。是一种急救用药，成人一次用 0.25～0.5mg（0.5～1 片）舌下含服。每 5 分钟可重复 1 片，直至疼痛缓解。如果 15 分钟内总量达 3 片后疼痛持续存在，应立即就医。在活动或大便之前 5～10 分钟预防性使用，可避免诱发心绞痛。

同时，硝酸甘油应避光、放阴凉处存放。患者通常会随身携带该药物，当一瓶药开封半年后就会失效，所以患者朋友应定期检查药物的有效期。

311 速效救心丸该如何使用？

含服，一次 4～6 粒，一日 3 次；急性发作时，一次 10～15 粒。

312 什么是前列腺增生？

前列腺增生是老年男性常见疾病，其病因是由于前列腺的逐渐增大对尿道及膀胱出口产生压迫作用，临床上表现为尿频、尿急、夜间尿次增加和排尿费力，并能导致泌尿系统感染、膀胱结石和血尿等并发症，对老年男性的生活质量产生严重影响，因此需要积极治疗，部分患者甚至需要手术治疗。随全球人口老年化发病日渐增多。前列腺增生的发病率随年龄递增。

313 前列腺增生有什么症状？

（1）**尿频、尿急、夜尿增多及急迫性尿失禁**　尿频是前列腺增生的早期信号，尤其夜尿次数增多更有临床意义。原来不起夜的老人出现夜间1~2次的排尿，常常反映早期膀胱梗阻的来临，而从每夜2次发展至每夜4~5次甚至更多，说明了病变的发展和加重。

（2）**排尿无力、尿线变细和尿滴沥**　由于增生前列腺的阻塞，患者排尿要使用更大的力量克服阻力，以至排尿费力；增生前列腺将尿道压瘪致尿线变细；随着病情的发展，还可能出现排尿中断，排尿后滴沥不尽等症状。当感到有尿意时，要站在厕所里等好一会儿，小便才"姗姗"而来，且尿流变细，排出无力，射程也不远，有时竟从尿道口线样滴沥而下。

（3）**血尿**　增大的前列腺有许多血管，这些血管在压力增高的情况下，会发生破裂，使得尿液中带血即为血尿，又称尿血。正常情况下，尿液中是没有红细胞的。医学上把患者尿液离心沉淀后，用显微镜来检查，如果每个高倍视野中有5个以上的红细胞，就叫血尿。

（4）**泌尿系感染**　下尿路梗阻是由于小便潴留导致泌尿系感染，可出现尿急、尿频、排尿困难等症状，且伴有尿痛。继发上尿路感染时，出现发热、腰痛及全身中毒症状。平时患者虽无尿路感染症状，但尿中可有较多白细胞，或尿培养有细菌生长，手术前应治疗。

（5）**膀胱结石**　下尿路梗阻，特别在有残余尿时，尿液在膀胱内停留时间延长，可逐渐形成结石。膀胱结石的并发率可达10%以上。可出现尿线中断，排尿末疼痛，改变体位后方可排尿等表现。

（6）**肾功能损害**　由于输尿管反流，肾积水导致肾功能破坏，患者就诊时的主诉为食欲不振、贫血、血压升高，或嗜睡和意识迟钝。因此，对男性老年人出现不明原因的肾功能不全症状，应首先排除前列腺增生。

314　前列腺增生如何进行药物治疗？

标准的药物治疗包括 α_1 受体阻滞剂和 5α 还原酶抑制剂。

α_1 受体阻滞剂能减少前列腺和尿道平滑肌的张力，从而缓解膀胱出口梗阻，是目前治疗前列腺增生的一线用药，代表药物有哌唑嗪、特沙唑嗪和坦索罗辛。α_1 受体阻滞剂能够改善症状和提高尿流率，但不影响前列腺体积，也不能显著控制疾病进展。使用 α_1 受体阻滞剂 2～3 天后，70% 的患者能感受到症状改善。α_1 受体阻滞剂的不良反应主要包括：直立性（体位性）低血压、眩晕、虚弱、嗜睡、头痛及射精障碍等。但不良反应的发生率整体较低，绝大多数患者均能很好耐受。

5α 还原酶抑制剂通过抑制 5α 还原酶的活性，减少前列腺内双氢睾酮的含量，以达到减少前列腺体积的目的，代表药物有非那雄胺和度他雄胺。然而，服用 5α 还原酶抑制剂后，前列腺体积的缩小是缓慢的，症状的缓解至少需要 3～6 个月。5α 还原酶抑制剂常见的副作用包括：勃起功能障碍、性欲减退、射精障碍和乳腺疼痛。

合理用药篇

315 什么是抗菌药物？抗菌药物有哪些种类？

　　抗菌药物是指治疗细菌、支原体、衣原体、立克次体、螺旋体、真菌等病原微生物所致感染性疾病的药物，不包括治疗各种病毒所致感染性疾病和寄生虫病的药物。常用的抗菌药物主要有以下几类：β-内酰胺类（青霉素、头孢菌素）、氨基糖苷类（阿米卡星、庆大霉素）、四环素类、酰胺醇类（氯霉素）、大环内酯类（红霉素、阿奇霉素）、磺胺类（磺胺嘧啶）、喹诺酮类（诺氟沙星、环丙沙星）、硝咪唑类（甲硝唑）及抗真菌药物（酮康唑、氟康唑）。

316 抗菌药物的使用原则是什么？

　　（1）严格掌握适应证，可用可不用抗菌药物时，尽量不用。

　　（2）诊断为细菌感染时方可使用抗菌药物。抗菌药物对于病毒感染是无效的，所以普通感冒、流感是没有必要应用抗菌药物的。发热待查也不宜使用抗菌药物。

　　（3）根据病原种类及药敏结果，选择有针对性的药物。应有效地控制感染，争取最佳疗效。

　　（4）根据抗菌谱（指抗菌药物的抗菌范围）选用药物。遵循由窄谱到广谱、由低级到高级的原则。

　　（5）单一抗菌药物可有效治疗的感染，不需联合用药。

　　（6）治疗时注意合适的剂量及疗程。严格遵照医嘱服药，切忌用用停停。因细菌感染导致发热的，在经抗菌药物治疗后体温正常、主要症状消失后，要及时停止使用抗菌药物。

　　（7）给药途径的选择。轻症感染可接受口服给药者，应选用口服吸收完全的抗菌药物，不必采用静脉或肌内注射给药。重症感染、全身性感染患者初始治疗应予静脉给药，以确保药效；病情好转后能口服时应及早转为口服给药。

（8）尽量避免抗菌药物的局部应用。抗菌药物在局部用药时宜选用刺激性小、不易吸收、不易导致耐药性和不易致过敏反应的杀菌剂。青霉素类、头孢菌素类及氨基糖苷类抗菌药物不宜外用。

317 抗菌药物滥用的危害有什么？

凡是超时、超量、不对症使用或未严格按规范使用抗菌药物，都属于抗菌药物滥用。

（1）**不合理用药往往会产生毒副作用**　滥用抗生素的恶果之一就是对人体的脏器造成严重伤害。"是药三分毒"，抗菌药物的毒性反应主要表现在神经系统、肾脏和血液系统。

（2）**抗菌药物会引发过敏反应**　多发生在具有特异性体质的人身上，其表现以过敏性休克最为严重。青霉素、链霉素都可造成过敏性休克，以青霉素较为严重。

（3）**二重感染**　当用抗菌药物抑制或杀死敏感的细菌以后，有些不敏感的细菌或霉菌却得到生长繁殖，造成新的感染，这就是"二重感染"。这在长期滥用抗菌药物的患者中很多见。因此治疗困难，病死率高。

（4）**不合理使用抗菌药物会促使一些耐药细菌的产生和增多**　这是滥用抗菌药物的另一恶果。大量使用抗生素无疑是对致病菌抗药能力的锻炼，在绝大多数普通细菌被杀灭的同时，原先并不占优势的具有抗药性的致病菌却存留了下来，并大量繁衍。而且由于抗菌药物长期刺激，使一部分致病菌产生变异、成为耐药菌株。这种耐药性既能横向被其他细菌所获得，也能纵向遗传给下一代。抗菌药物的滥用催生了超级细菌，最终将导致面对感染，人类无药可用。

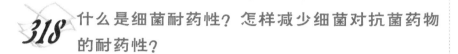

318 什么是细菌耐药性？怎样减少细菌对抗菌药物的耐药性？

耐药性，一般是指病原体与药物多次接触后，对药物的敏感性下降甚至消失，致使药物对该病原体的疗效降低或无效。

耐药性根据其发生原因可分为获得耐药性和天然耐药性。自然界中的病原体，如细菌的某一株也可存在天然耐药性。当长期应用抗生素时，占多数的敏感菌株不断被杀灭，耐药菌株就大量繁殖，代替敏感菌株，而使细菌对该种药物的获得耐药率不断升高。

2011年世界卫生组织在世界卫生日向全球发出呼吁："抵御耐药性——今天不采取行动，明天就无药可用"。

细菌耐药既来自于生物界的相生相克，更来自于人类对抗菌药物的过分依赖与不合理使用。为有效延缓和控制细菌耐药，我们必须立即行动起来，转变错误的用药观念，纠正错误的用药行为，摒弃错误的用药习惯，切实减少抗菌药物的不合理使用。医疗卫生工作者在选药时应坚持因病施治原则，合理、审慎地开具抗菌药物，并指导患者正确用药；广大群众应当学习和了解有关用药知识。为了自身和他人健康，要按照医嘱用药，不主动要求医师开具抗菌药物，不盲目追求新药和贵重药，自觉抵制不合理用药行为。

让我们携起手来，从每个人做起，合理使用抗菌药物，为防止耐药菌的产生而共同努力。

319 什么叫药品不良反应？

俗话说"是药三分毒"。这里的"毒"，就是指的药品的不良反应和副作用。药品不良反应是指合格的药品在正确的用法、用量情况下出现的与用药目的无关的有害反应。副作用是指服用的药物因为选择性低从而对用药目的以外的部位产生的作用，属于不良反应中的一类，一般可以预测，危害程度较轻。还有一些不良反应，如过敏反应、毒性反应、特异质反应等，机制复杂，难以预测，对健康的危害较大。

320 药品不良反应有什么表现？

药物引起的不良反应也可因个人差异等原因而表现有轻重不同，较常见的表现有以下几个方面：消化系统方面的如恶心、呕吐、腹胀、腹痛等；神经系统方面的如头痛、失眠、头晕、耳鸣等；循环系统方面的如血压降低、心跳加快或减慢及心律不正常等；血液方面如白细胞减少或增多、血小板减少、贫血等；其他方面还有肝、肾功能异常等。极少数患者可能会出现严重不良反应，包括全身发疹型皮疹伴瘙痒、严重荨麻疹、重症多形红斑型药疹、大疱性表皮松解症、肝功能异常、过敏性休克、过敏样反应、昏厥、间质性肾炎、白细胞减少、溶血性贫血等。患者一旦出现疑似的症状就应当立即停药，一些症状在停药后可自行好转，如果症状较重或停药后未见好转建议去医院检查治疗。

321 如何认识药品不良反应？

药品不良反应是药品的固有属性，服用药品出现不良反应是正常现象。只要是药品，就有可能存在不良反应。只要使用药品，就有发生不良反应的可能。按照药品说明书或医嘱合理使用药品，可以减少不良反应的发生。

322 产生药品不良反应的影响因素有哪些？

药品不良反应的发生，除了与药品质量、配方、药理性质等药品自身因素相关外，还与人体机体有着密切关系，主要有以下几点：

（1）**年龄**　老年人和儿童是药物不良反应的高发人群。药品在其体内的分布代谢与成年人有很大区别。老年人通常肝肾功能较成年人减弱，而大多数药品均通过肾代谢排出体外。如果忽略老年人的特点，容易造成药品在体内的蓄积。而儿童器官发育不完全，一些药物容易进入中枢神经，引发中枢神经系统不良反应。此外，切记老年人和儿童用药要调整剂量。

（2）**性别**　如国外报道，保泰松和氯霉素导致的粒细胞缺乏症，女性比男性发生率高 3 倍。

（3）**种族和遗传因素**　如抗凝血药物——华法林，其治疗剂量的相关因素就包括两个药物代谢酶，而药物代谢酶的基因多态性与种族及遗传密切相关，进而导致相同疾病的患者，如果服用相同剂量的华法令，有人出现凝血，有些人反而有出血倾向。

（4）**个体差异**　如一些过敏体质的人，容易发生过敏反应，在使用药物时就应当特别注意。有时并不是药物本身导致的过敏反应，而是药品配方中的辅料造成过敏的发生。

此外，还有人体的病理状态、营养状况等也都影响着不良反应的发生率。

323 如何看待中药的不良反应？

中药的使用讲究辨证论治、合理组方、一人一方、随证加减，中药也是以化学物质为基础的，有时还存在讲究产地药材、如法炮制等。严格地说，在这样的情况下服用中药，有助于减少和避免不良反应。但是如果不遵守辨证论治的原则或者辨证不当，组方不合理，中药材质量有问题，也能引起许多不良反应。现在许多中成药、中药新剂型在使用过程中，不良反应也很多，应该引起重视。

324 怎样减少或避免药物不良反应？

首先，要合理用药，仔细阅读药品说明书，了解用药注意事项、禁忌证等。有不明白的地方，尽量向医生或药师请教。其次，思想上对药物不良反应要有比较清楚的认识，只要是通过国家认可的正规药品，其质量都得到了保证，不良反应都控制在一定范围内。总的发生率是很低的，而且越是严重的不良反应越少见。最后，如果因为各种原因，出现了不良反应，应根据其性质和严重程度采取对策。

325 发生药物不良反应怎么办？

如果发生药品不良反应的情况，作为患者首先要停止服用发生不良反应的可疑药品，并向医生咨询。如果出现程度较轻的头痛、头晕、恶心、呕吐等不良反应，可以忍受的可以选择将此疗程的药物服完，如果不能忍受则可请医生换药。可疑症状如果确属药品不良反应，今后应慎重服用该种药品。如果不良反应已发生且非常严重，应该去医院就诊治疗，及时使用有助于药物从体内排出，保护有关脏器功能的其他药品。

326　抗肿瘤药物会导致泌尿系统的哪些不良反应？

抗肿瘤药物引起的泌尿系统不良反应有以下几种情况：①泌尿系统的刺激，如大剂量环磷酰胺及异环磷酰胺，在体内代谢生成丙烯醛经泌尿系统排出，引起化学性膀胱炎；②抗肿瘤药物在治疗敏感的恶性淋巴瘤或白血病时，大量肿瘤细胞在短时内崩解，核酸代谢增加产生大量尿酸在泌尿系统形成结晶，引起阻塞影响肾功能；③抗肿瘤药物直接损害肾脏，如顺铂由肾小管分泌时，与蛋白质及 DNA 等大分子物质结合而损伤肾小管，病理学上可见肾小管细胞萎缩、坏死，肾脏皮质及髓质出现囊性扩张，引起肾炎而出现慢性肾功能衰竭。

327　抗肿瘤药物引起的泌尿系统不良反应如何防治？

抗肿瘤药物引起的泌尿系统不良反应因药物不同而不同，具有代表性的是环磷酰胺、异环磷酰胺及顺铂泌尿系统毒性的防治措施。

美司钠能有效预防环磷酰胺及异环磷酰胺的泌尿系统毒性，降低出血性膀胱炎的发生率，一般推荐用法为：美司钠单次剂量为环磷酰胺或异环磷酰胺单次用量的 20%～40%，与化疗药物同时及化疗药物使用后 4 小时、8 小时各用一次。

顺铂的肾脏毒性呈剂量依赖性，不同时间给药对顺铂的肾脏毒性也有显著影响，下午 8 时给药可减轻肾脏毒性。主要预防肾脏毒性的方法是控制单次剂量，减少一天中顺铂的剂量，同时要加强水化，水化的方法是于应用顺铂前 12 小时静脉滴注（静滴）等渗葡萄糖液 2000ml，应用当日输注等渗盐水或葡萄糖液 3000～3500ml，并用氯化钾、甘露醇及呋塞米，保证每日尿量在 2000～3000ml。氨磷汀可选择性地保护由顺铂引起的肾毒性而不影响其抗肿瘤效应，临床应用一般在使用细胞毒抗肿瘤药物或放疗前 15~30 分钟。单次应用氨磷汀 740mg/m² 或 910mg/m²，静滴 15 分钟，可明显降低顺铂引起的肾脏、神经、耳毒性及血液学毒性，亦减轻放疗对正常组织的毒性。

328 什么是药物相互作用？

慢性病患者常同时服用 3 种以上药物，许多患者不管三七二十一就一股脑儿将几种药物同时服了下去。殊不知药物的搭配有学问，稍不注意就会出现不良的药物相互作用。所谓药物相互作用是同时或相隔一定时间内使用两种或两种以上药物时，药物与药物之间所发生的相互影响。这里讲的"药物"，除包括治疗药物、诊断用药及预防用药，还包括摄入的食物和饮料及烟、酒和毒品、环境化学物质等。药物相互作用的结果通常是药物效应增强或减弱。每一种药物都有药物相互作用，但只有部分具有临床重要意义。

329 氟喹诺酮类抗菌药物与哪些常见药物存在相互作用？

常用的氟喹诺酮类药物有莫西沙星、左氧氟沙星、环丙沙星。奥美拉唑为胃壁细胞 H^+-K^+-ATP 泵（质子泵）抑制剂，不仅抑制胃酸的分泌，而且抑制肾小管 H^+-K^+-ATP 转动泵，使尿液 pH 值呈碱性，左氧氟沙星在尿液 pH>7 时易形成结晶尿。这两种药同时使用，结晶尿形成的可能性增大，应慎用。如必须联合使用，两者应间隔 2 小时以上，并且大量饮水，也可将质子泵抑制剂改为雷尼替丁或法莫替丁。氟喹诺酮类遇钙、镁、铁、铝、铋等离子形成络合物，可减少前者的口服吸收，因此不宜与碳酸钙、氢氧化铝、硫酸亚铁、枸橼酸铋钾等同用，不可避免时，服用时间应间隔 2 ~ 4 小时，也可将氟喹诺酮类改为其他类抗菌药物。

330 茶碱与哪些常见药物存在相互作用？

茶碱的有效血药浓度接近于中毒浓度，有效血药浓度为 $10 ~ 20\mu g/ml$，大于 $20\mu g/ml$ 时即可产生毒性反应。因此，合用能使其血药浓度增高的药物时要多加注意，必要时监测其血药浓度。茶碱主要在肝脏经肝药酶代谢清除，肝药酶抑制剂如胺碘酮、维拉帕米、西咪替丁、红霉素、克拉霉素、氟喹诺酮类、氟康唑、葡萄柚汁等可增加茶碱的血药浓度，导致严重中毒。另外，服用茶碱的患者应避免饮用含大量咖啡因的饮料和大量食用巧克力，因会抑制茶碱的代谢。

331 华法林与哪些常见药物存在相互作用？

华法林与茶碱相似，也在肝经肝药酶代谢清除。上述肝药酶抑制剂及氟伐他汀、异烟肼、帕罗西汀、奥美拉唑等肝药酶抑制剂均可使华法林的血药浓度增加，导致其抗凝作用增强；相反，酶诱导剂卡马西平、巴比妥类、苯妥英钠及利福平等，可使华法林代谢加速引起治疗失败。阿司匹林降低血浆中凝血酶原水平并抑制血小板功能，从而加强华法林抗凝作用。当华法林与上述药物合用时，应注意调整华法林的剂量，并监测凝血功能。

332 西咪替丁与哪些常见药物存在相互作用？

西咪替丁是多种肝药酶的抑制剂，能抑制几十种药物在体内的代谢，当这些药物与西咪替丁合用时，应注意调整剂量。本药还具有抗雄激素的作用，可导致患者脂质代谢异常、男性乳房发育和女性溢乳。当患者合用多种药物时可换用同类药物中的雷尼替丁或法莫替丁，雷尼替丁抑制胃酸的作用和对肝药酶的抑制作用强度分别是西咪替丁的 5~12 倍和 1/10；法莫替丁抑制胃酸分泌的作用是西咪替丁的 40~50 倍，是雷尼替丁的 7~10 倍，不抑制肝药酶；二者均无抗雄激素作用。

333 卡马西平与哪些常见药物存在相互作用？

该药主要由肝脏代谢清除，其毒性反应与血药浓度高低密切相关。肝药酶抑制剂如异烟肼、红霉素及维拉帕米都可引起卡马西平中毒。

334 氨基糖苷类抗生素与哪些常见药物存在相互作用？

常用的药物有庆大霉素、依替米星、异帕米星等。与具有潜在耳、肾毒性的药物如呋塞米和依他尼酸等强效利尿药及多黏菌素等合用，可增加肾毒性和耳毒性。头孢菌素类和铂类化合物可增加氨基糖苷类抗生素的肾毒性，老年人或原有肾脏疾病患者危险性更大。氨基糖苷类抗生素和克林霉素磷酸酯、麻醉药、肌松药、镇静催眠药等合用或输入含枸橼酸钾的血液时可能发生神经肌肉阻滞现象，表现为嗜睡、软弱无力、

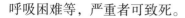

呼吸困难等，严重者可致死。

335 什么是药物的剂型？

为了方便临床的使用，药物必须以一种适宜的形式进行生产，这种形式被称为剂型。形象地说，如果药物是导弹，那么剂型就类似于运载火箭。

药物的剂型有很多种，按给药途径一般可分为口服制剂和注射剂两大类。

口服制剂是指通过胃肠道给药的剂型，包括片剂、胶囊剂、颗粒剂、散剂、溶液剂、乳剂、混悬剂等，临床最为常用。

注射剂是指通过血管、肌肉或组织给药的剂型，包括注射液和注射用粉针。也就是俗称的"打针"和"打点滴"。

336 选择药物剂型的一般原则是什么？

选用药物剂型时要根据病情的需要、患者的身体状况等来综合考虑。世界卫生组织推荐的剂型选用原则为："能口服的就不肌内注射，能肌内注射的就不静脉注射。"

337 口服用药和注射用药各有什么优缺点？

口服制剂的优点：服用方便；易于携带；质量稳定可靠；生产工艺的自动化程度较高，价格相对便宜；药物吸收前需经过胃肠道屏障，较为安全。

口服制剂的缺点：药物在胃肠道内有一个吸收过程，起效慢。少数药品的疗效可能受到食物、胃肠道功能以及肝脏代谢状况的影响。

注射剂的优点：起效快；不受胃肠道功能等因素的干扰，作用可靠；适用于不宜口服的患者，如昏迷、抽搐、胃肠道功能障碍等。

注射剂的缺点：需要去医疗机构，给药不方便；注射时疼痛；质量要求严格，生产过程复杂，药品价格较高；直接进入血液循环，不良反应发生更快，更严重。据国家食品药品监督管理局报告，2011 年，73.4%的严重药品不良反应是静脉给药。

338 为什么静脉给药风险更大？

人体有一套自身保护系统，血管就像一道天然屏障，将有害物质阻挡在外面。如果用尖锐的东西突破这道屏障，迫使机体承担起强加的吸收、代谢工作，很容易出问题，而且会直接损害肝、肾等器官，引起不良反应。因此，输液是所有给药途径中引起不良反应最多、最严重的一种。

339 静脉给药存在哪些风险？

（1）**患者自身的风险**　部分患者对药物会有强烈的过敏反应；患有肺、心、肾疾病的人，或脏器功能不全的人，输液会加重病情，容易引发意外。

（2）**药物及输液操作的风险**　热原反应：由于输注的药液中含有致热原，患者在短时间内出现高热、寒战、大汗、呕吐、昏迷等症状，严重者可出现休克，这种现象称为热原反应。热原主要来自输液器或配液操作中的细菌污染。若包装或保管不当，药品本身也可能带入热原。

（3）**微粒蓄积**　任何质量的注射剂都做不到零微粒。

输入微粒对人体造成的危害近期内可以无症状表现，因而难以发现。但是微粒会在体内蓄积，长期可能形成肉芽肿。微粒过多则可能造成局部循环障碍，引起血管栓塞，并进一步导致组织缺氧，产生水肿和静脉炎。

（4）**有多种原因会导致药液中微粒增加**　多种药物联用，因配伍禁忌或配液顺序不当而出现沉淀；配液过程中受空气污染，带入尘埃微粒；玻璃安瓿启开时吸入的玻璃碎屑；输液器的塑料针穿刺橡胶瓶塞切割下的橡胶塞碎屑等。

（5）**血管损害（静脉炎）**　由于长期输注浓度较高、刺激性较强的药物，或静脉内放置刺激性强的塑料管时间过长而引起局部静脉壁的化学炎性反应；也可因输液过程中无菌操作不严格，引起局部静脉感染。

（6）**脏器损害（急性左心衰竭、肺水肿）**　主要的原因是滴速过快，在短期内输入过多液体，使机体循环血容量急剧增加，心脏负担过重所致。

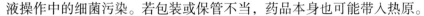

340 什么时候必须静脉途径给药？

（1）严重脱水，不能经口服途径补液者。

（2）吞咽困难，存在明显的吸收障碍者，如呕吐、严重腹泻、胃肠道病变，或潜在的吸收障碍。

（3）疾病严重、病情进展迅速，需保持静脉畅通，以便及时给予紧急治疗者。

（4）需要药物仅能经静脉途径给予者，如药物经胃肠道不吸收或被破坏，或对皮下、肌肉组织刺激性较强等。

（5）患者对口服治疗依从性差。

341 如何提高输液的安全性？

（1）**输液应到正规的医院**　因为那里不仅操作更规范，还有意外防范措施。

（2）**严格执行无菌操作**　药品配制应在超净台内或静脉配制中心进行。

（3）**减少微粒发生**　尽量避免多药联合配伍使用。

（4）**合理选择静脉**　对血管刺激性较强的高渗液、抗肿瘤药物、升压药物应选择较粗大的血管；使用有发泡作用的药物时，应避免选择靠近神经、韧带、关节的手背、腕和肘窝部静脉；对慢性病患者，选择静脉应遵循从远心端到近心端的原则，避免重复穿刺，造成疼痛和血管损伤。

（5）**调整输液速度**　一般成人 50 滴/分钟左右，儿童 20~40 滴/分钟。视病情、患者体质、药物特性、年龄等灵活调整。任意调快调慢滴速都有可能出现意外。

（6）**注意观察**　观察药液滴入是否通畅，观察输液管、针头有无漏液、脱出、扭曲、移位、堵塞，有无溶液外溢，注射部位有无疼痛、肿胀等。

342 春季过敏一定要选择抗过敏药吗？

立春之后，万物复苏，春季许多人可能会由于柳絮、花粉等引起季节性过敏，临床比较常见的会出现过敏性鼻炎、哮喘、皮肤荨麻疹和过敏性结膜炎等过敏症状。这些过敏症状可能只出现一种，也可能并发。因此，使用抗过敏药物缓解症状变得尤为重要。抗组胺药物是一种给药方便且对多种变态反应病有效的抗过敏药物，临床用途广泛。目前市场上抗过敏药物种类繁多，已有三代抗组胺药物，每代药物各有利弊，应学会如何正确选择药物。

343　第一代抗组胺药物有哪些，特点是什么？

对于传统的第一代抗组胺药物，如老百姓比较熟悉的氯苯那敏（扑尔敏等）、苯海拉明，人们要谨慎使用，虽然此类药物价格低廉，但其副作用大，禁忌证多，对于驾驶车辆、从事高空作业等需要高度集中注意力工作的人都不宜服用。

344　第二代抗组胺药物有哪些，特点是什么？

第二代抗组胺药物相对实惠，如氯雷他定（开瑞坦等）、西替利嗪（西可韦、仙特明等）、咪唑斯汀。相对传统的第一代抗过敏药物而言，其副作用较少，没有明显的口干、倦意等副作用，在价格上也比第三代抗组胺药物便宜一半左右。不过，第二代药物对于一些特异性体质患者而言，比较容易出现瞌睡、便秘等一些不良反应。此外，在服用第二代抗组胺药物期间需忌饮酒，如果服药期间需要做药物皮肤试验，需要提前 72 小时停药，以免影响皮试结果。

345　第三代抗组胺药物有哪些，特点是什么？

从药效而言，可以优先选择第三代抗组胺药物，这代抗过敏药物相对于第一、第二代药物，没有瞌睡、口干、便秘等副作用，对肝脏、中枢神经损害最小。如果出现急症过敏，及时服用有比较好的效果，反复性过敏患者最好选择在晚上临睡前服用。常用的有非索非那定（敏杰、阿拉特、瑞菲等）、左西替利嗪（畅然、迪皿等）、地氯雷他定（恩理思等）等。但这代药物价格昂贵，市场上一般每片价格达到五六元。

此外，长期服用同一种抗组胺药物可能产生耐药性或药物蓄积，因此对于慢性病患者，连续服用同一种药物一个月以上的患者，应适当更换其他类型的抗组胺药物。

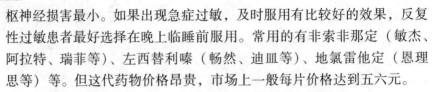

346 外用药有哪些注意事项？

夏季蚊虫叮咬，会导致皮肤瘙痒，易发生皮肤感染。患者去医院就医后，医生会开具一些外用药供患者使用。在使用外用药时，应注意正确的使用方法。当皮肤有细菌感染时，医生在治疗上以使用外用药涂敷为主。使用高锰酸钾外用药片时，应配制成新鲜的水溶液，及时清洗创面，水溶液放置太久易由紫红色变为棕色而失效。高锰酸钾为强氧化剂，外用药片不可直接与皮肤接触，对组织有刺激性，易污染衣物。莫匹罗星软膏对有中度或严重肾损伤者禁用。聚维酮碘对碘过敏者禁用且不宜与碱性药物同用。林可霉素外用时不宜与红霉素合用，易产生拮抗作用。过氧化苯甲酰能漂白毛发，不宜用在有毛发的部位，也不宜与衣服接触。维A酸与过氧化苯甲酰联用时，同时间、同部位有物理配伍禁忌，应早晚交替使用，早晨应用过氧化苯甲酰，晚间睡前应用维A酸。

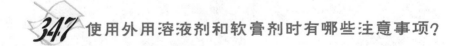

347 使用外用溶液剂和软膏剂时有哪些注意事项？

同时使用外用溶液剂和软膏剂时，如果是同一患处，患者宜先用溶液剂，创口干爽后再涂抹软膏剂，巩固疗效。使用软膏、乳膏剂时，应先清洗干净皮肤，涂抹后轻轻按摩可提高疗效，但皮肤有破损、溃烂时一般不要涂抹，不宜涂敷于口腔、眼结膜，涂抹后如有灼烧感、肿胀等反应时应立即停药。

348 治疗足癣有哪些注意事项？

夏季易患足癣，也叫香港脚。不同类型的足癣，有不同的药物和治疗方法，患者不要盲目跟从，更不要擅自服药。抗真菌药物的副作用很大，使用不当会导致对身体的伤害，所以一定要到医院请医生诊治后，正确使用相应的药品。患有糜烂型脚癣时，应先使用洗剂，而不是乳膏，并注意保护创面，尽量保持干燥，避免水洗。患病部位在用药期间尽量不要清洗，以延长抗真菌药物在体表的停留时间。在患有手、足癣时，必须同时治疗。在体癣未根治前，禁用肾上腺皮质激素制剂，如曲安奈德乳膏等，否则会使病情加重。治疗体癣要坚持用药、连续用药，要保证足够疗程，不然会影响疗效。

349 碘剂（碘化钾或碘酸钾）能完全防辐射吗？

^{131}I 是碘元素的放射性核素之一，也是日本核泄漏的主要放射性物质之一。它通过各种途径被人体摄入后，可富集在甲状腺中，导致甲状腺癌。人如果可能受到辐射暴露危险时，可提前服用碘剂。碘剂中的稳定性碘就可以提前被甲状腺吸收，将其饱和，从而阻断甲状腺对 ^{131}I 的吸收，起到防辐射的作用。但是碘剂的防辐射作用也只限于体内摄入的 ^{131}I，对于其他放射性元素，如铯、锶等没有作用。

350 食用加碘盐有防辐射作用吗？

碘剂防辐射使用时，对成年人推荐的每日服用碘量为 100mg，对孕妇和 3~12 岁的儿童，服用量为 50mg，3 岁以下儿童服用量为 25mg。而每公斤加碘盐中碘元素的含量仅为 20~30mg，由此可以看出，通过食用加碘盐达到预防辐射的目的是行不通的。

351 是否所有人都可以预防性使用碘剂防辐射？

无辐射危险的人没有必要，也不能自行大量、长期服用碘剂。碘是合成甲状腺激素的原料，正常人一日仅需 100~150μg。大剂量碘可导致甲状腺功能紊乱，导致恶心、呕吐、腹痛、腹泻。有些人服碘后还会出现过敏反应，表现为四肢、颜面、口唇、舌或喉部水肿，甚至窒息。长期服用还可出现口内金属味、喉部烧灼感、鼻炎、眼部刺激等慢性碘中毒症状，还可出现高钾血症，表现为神志模糊、心律失常。

尤其要指出的是，由于碘可以通过胎盘、通过乳汁分泌。孕妇、哺乳期妇女服用超出生理需要量的大剂量碘剂，就会导致胎儿或婴儿的甲状腺功能异常。

因此，世界卫生组织指出，碘化钾片并不是"辐射解毒剂"，也不是所有人都适合服用，服用碘化钾必须在明确的公共卫生指导下进行，不能擅自服用。

352 缓控释制剂有什么优点？

其一，可以减少给药次数。如果您现在服用的是普通片剂，需要一天 3 次服用，要是选择了缓控释制剂就可以一天吃 1 次或者一天吃 2 次就足够了，特别是患有高血压、糖尿病等需要长期服药的慢性病人群，不用一天总是想着到时间该吃药了；其二，缓控释制剂会逐渐地、缓慢地把需要的药物释放出来，可以保证血药浓度平稳，避免过山车似的"峰谷"现象，这样既可以有效起到治疗作用又不会产生由于血药浓度过高而导致的不良反应；其三，缓控释制剂还可以减少用药总剂量。如果患者现在吃的是普通片剂 20mg，一天 2 次，那么一天就要吃 40mg，如果使用缓控释制剂，可以每天 30mg 或根据药品及病情的不同可以更少。

353 有哪些常见的药物是缓控释制剂？服用时有什么注意事项？

片剂以其服用方便、制备工艺相对简单、质量易于控制等优点，成为缓控释制剂中研究开发应用最广，技术最成熟的一员。缓控释制剂是采用了特殊载体材料、制备技术和设备的高科技产品。根据制备工艺不同，缓控释制剂又可以分为骨架型、膜控型、渗透泵型等。但不论哪种制备方法，结构的完整性都是保证缓控释制剂发挥控释、缓释功能的基础。因此在服用缓控释制剂时一般应整片吞服，不要掰开或研碎服用。比如拜新同（硝苯地平控释片）的外衣上就有明显字体注明"请勿咬、嚼、掰断药片。其活性成分被吸收后，空药片完整地经肠道排出"。上述举动破坏了缓控释制剂结构的完整性，会使携带的药物成分顷刻释放，血药浓度瞬时增加，导致不良反应的发生。随着制剂工艺的发展，缓控释制剂家族中已经有一些可以掰开的了，比如依姆多（单硝酸异山梨酯缓释片），要注意的是，一定要沿药片身上的刻痕掰开，绝不能研碎。

354 米诺地尔有什么作用？

米诺地尔又被称为敏乐定、长压定，是一种临床用于降血压的口服药物。它属于钾通道开放剂，能直接松弛血管平滑肌，有强大的小动脉扩张作用，使外周阻力下降，血管扩张，血压下降，而对容量血管无影响，故能促进静脉回流。同时，由于反射性调节作用和正性频率作用，可使心输出量及心率增加，但不引起直立性（也叫体位性）低血压。目前是临床二、三线降血压用药，可用于顽固性高血压及肾性高血压的治疗。可用于治疗对其他降压药效果不佳的严重高血压，但需与利尿药合用，避免水钠潴留，与β-受体阻断药合用使疗效增加，不良反应减少。对米诺地尔过敏者及嗜铬细胞瘤患者禁用。患有下列疾病时需慎用：脑血管疾病、非高血压所致的心力衰竭、冠心病、心绞痛、心肌梗死、心包积液、肾功能障碍等。

355 米诺地尔会给人体造成损害吗？

高血压患者口服米诺地尔时，一般从单次剂量 2.5mg 开始服用，一天 2 次，然后逐渐增加剂量。维持剂量为一日 10~40mg，一日最大剂量为 100mg。米诺地尔口服吸收良好，约 1 小时血药浓度达峰值。主要经肝脏代谢，药物及其代谢物主要从尿排出。外用制剂中含有的米诺地尔一般不超过 5%，通过皮肤吸收进入血液循环的量非常微小。

米诺地尔属于药物，自然会有药物不良反应。口服米诺地尔的不良反应主要有：水钠潴留引起的体重增加和下肢水肿、反射性交感神经兴奋引起的心悸和心律失常、多毛症等；外用制剂的不良反应主要有皮肤刺激，用药部位出现红斑、瘙痒等皮炎反应。虽然外用制剂的全身吸收量非常少，但也不能排除对有心脏病病史的患者的病情产生影响。不过也不必太过担心，停止使用 4 日后，体内的米诺地尔基本就被完全排泄出去了。

356 米诺地尔能治疗脱发吗？

医学界在临床使用米诺地尔时发现，服药时间较长的患者出现了不同程度的多毛症，就此开发了它的脱发治疗作用，疗效确切。它治疗脱发的机制还不完全清楚，可能与其扩张血管、增加血液供应、刺激毛囊等多方面作用有关。

美国食品药品监督管理局（FDA）在 1988 年批准 2%的米诺地尔溶液上市治疗雄激素性脱发，后又将其转为非处方药（OTC）。我国国家药监局目前批准的有多个规格和剂型的相关药物，除口服片剂和原料药外，外用制剂主要有米诺地尔溶液（浓度 2%或 5%）、米诺地尔酊（浓度 5%）、米诺地尔凝胶（浓度 2.2%）。

357 如何正确使用米诺地尔？

我国法规严禁将米诺地尔加入化妆品中。上述几种米诺地尔外用制剂均属药品，批准文号均为"国药准字"，标示及使用与化妆品完全不同。虽然这些外用制剂较为安全，大都为非处方药，在药店可以买到。但是还需要提醒患者，药品再安全，也需要医师或药剂师的指导，才能做到合理使用，尽最大程度避免不良反应的发生。特殊人群，如妊娠期和哺乳期妇女，老人儿童均应慎用。

特别提醒大家注意的是，米诺地尔被批准的适应证为雄激素性脱发（又被称为男性型脱发）和斑秃，在购买前还应咨询皮肤科医师是否对症，使用时也应仔细询问医师或药师使用方法。

358　甲状腺激素和甲亢有什么关系？

甲状腺激素包括甲状腺素（T_4）和三碘甲状腺原氨酸（T_3），由甲状腺腺泡中的甲状腺球蛋白经碘化、耦联而成，是许多细胞发育代谢的必须辅助因子，对维持机体正常代谢、促进生长发育十分重要，甲状腺激素分泌不足或过量均可引起疾病。若在胎儿或婴儿期甲状腺功能减退，甲状腺激素分泌不足，则会使长骨生长停滞和神经系统发育障碍，以致身材短小、大脑发育不全、智力低下，称"呆小症"。甲状腺分泌甲状腺激素过多则称"甲状腺功能亢进症"，简称"甲亢"。

359　成人甲状腺功能减退的症状有哪些？

成人甲状腺功能减退的主要症状包括：怕冷、皮肤粗糙、脱发、声音嘶哑、心动过缓、黏液性水肿、月经不规律或增多、抑郁、体重增加、心理损伤、慢松弛反应。

360　哪些药物可用于治疗甲状腺功能减退？

目前临床常用的治疗药物有甲状腺片，左旋甲状腺素钠。一般服用时都从小剂量开始，逐渐增加，至症状明显好转时即以此量维持，或遵医嘱适时调整剂量。左旋甲状腺素片用做持续性甲状腺功能减退症的替代治疗每天给药 1 次，最好在早餐前给药。每 2~4 周逐渐加量，直至达到足剂量。儿童和青少年可迅即采用足量，呆小症必须及早治疗，在出生后三个月左右即应开始补充甲状腺激素，过迟难以生效。老年人、循环系统严重疾病及垂体功能减退者则需谨慎小心，以防过量诱发或加重心脏病。

361 服用甲状腺激素过量有什么表现？

甲状腺激素过量时可出现心悸、手震颤、多汗、体重减轻、失眠等不良反应，重者可腹泻、呕吐、发热、脉搏快而不规则，甚至有心绞痛、心力衰竭、肌肉震颤或痉挛。一旦发现这些反应必须立即停药，用 β 受体阻滞剂对抗。治疗开始时若甲状腺激素剂量增加过快也可出现以上情况。

362 甲亢有什么症状和体征？

甲状腺功能亢进主要是在遗传基础上因精神刺激等应激因素作用诱发自身免疫反应所致。主要的症状和体征有：心绞痛、心律不齐、心悸、心动过速、突眼、骨骼肌痉挛、肠蠕动次数增加、震颤、不安、潮红、盗汗、失眠、头痛、发热等。

363 甲亢有哪些治疗方法？

甲亢的治疗目的在于控制甲亢症状，使血清中甲状腺激素水平降至正常，促进免疫功能的正常化。常用的治疗方法有三种：抗甲状腺药物、放射性同位素碘和手术治疗。

364　硫脲类抗甲状腺药物如何使用？

硫脲类是最主要的抗甲状腺药物，目前使用的有丙基硫氧嘧啶、甲基硫氧嘧啶、甲巯咪唑和卡比马唑四种药物。此类药物适用于轻症和不宜手术或使用放射性碘治疗者，如儿童、青少年、术后复发及中、重度患者，以及年老体弱或兼有心、肝、肾、出血性疾病等患者。开始治疗可给予大剂量以对甲状腺激素合成产生最大抑制作用。经 1~3 个月后症状明显减轻，当基础代谢率接近正常时，药量即可递减，直至维持量，疗程 1~2 年。内科治疗可使约 40%~70% 患者获得痊愈，疗程过短易复发。

365　硫脲类抗甲状腺药物有哪些不良反应？

硫脲类抗甲状腺药物不良反应常见于用药后的 3~6 个月内。常见的不良反应均与过敏有关，表现为：

（1）**药疹**　多为轻型，见于 2%~3% 的用药者，极少出现严重的剥脱性皮炎，发生此类反应应密切观察，多数情况下不需停药也可消失。

（2）**粒细胞缺乏症**　为最主要的毒性反应，发生率约为 0.3%~0.6%。一般发生在治疗后的 2~3 个月内，故应定期检查血象，若用药后出现咽痛或发热，应立即停药进行相应检查。特别要注意与甲亢本身所引起的白细胞总数偏低相区别。一旦发生粒细胞缺乏症，应停用抗甲状腺药物，用粒细胞集落刺激因子。更为重要的是必须再三告诉每位患者，本类药物有这样的不良反应。

（3）**药物性肝炎**　可表现为血清转氨酶升高或胆汁淤积性黄疸，轻者可加用保肝药物，严密观察下减量用药；肝酶升高趋势明显或出现黄疸时应立即停药，以免导致肝功能衰竭。

366 如何治疗甲状腺危象？

甲状腺危象患者可因高热、虚脱、心力衰竭、肺水肿、电解质紊乱而死亡。对此，除消除诱因对症治疗外，主要应给予大剂量碘剂以抑制甲状腺激素的释放，并同时应用硫脲类阻止新激素合成以作辅助，用量约为一般治疗量的加 2 倍。同时硫脲类和大剂量碘还被应用于甲亢手术治疗的术前准备，以利于手术顺利进行和防止术后发生甲状腺危象。

367 为什么要重视抑郁症？

早在公元前 400 年，医学之父希波克拉底就用"忧郁症"一词来描述我们现在定义的"抑郁症"。当今被广泛认为的抑郁症可定义为由各种原因所引起的以抑郁为主要症状的一组心境障碍或情感性障碍，是一组以抑郁心境自我体验为中心的临床症状群或状态。其发病率呈逐年上升趋势，几乎每 7 个成年人中就有 1 个抑郁症患者，因此它被称为精神病学中的"感冒"，也有人称其为"心灵的感冒"。

抑郁症可以影响大脑，导致头昏，记忆力下降以及睡眠障碍，诱发躯体疾病，缩短寿命。根据统计，2/3 的抑郁症患者有自杀意念，而大约 10% 抑郁症患者会自杀。

368 抑郁症该如何治疗?

抑郁症的治疗分为急性期、巩固期和维持治疗。急性期治疗，使症状缓解，恢复生活和社会功能；继续巩固治疗，预防疾病复燃；维持治疗，预防复发，保持良好状态。因此抑郁症患者一定要以平和的心态面对疾病，配合医师选择适合自己的药物，坚持按医嘱服药，在治疗过程中监测轻微不良反应、警惕严重不良反应、密切观察治疗疗效，与医师良好地沟通，共同面对抑郁症。家属应作为患者的坚强后盾，一起面对疾病，做好长期服药的思想准备。

369 新型抑郁症治疗药物有哪些?

随着时代的发展，治疗抑郁症的药物也不断推陈出新。从传统的单胺氧化酶抑制剂、三环类抗抑郁药，发展到新型抗抑郁药，如选择性 5-羟色胺再摄取抑制剂（SSRIs）。由于 SSRIs 对 5-羟色胺（5-HT）受体选择性高，对其他递质影响小，而成为副作用小、耐受性好、使用方便的一类药物。其中氟西汀、帕罗西汀、西酞普兰、氟伏沙明、舍曲林更是被誉为 SSRIs 中的"五朵金花"。

370 SSRIs 有什么优点?

大多数 SSRIs 可以每日服用 1 次，且不受食物影响。这点无论是对于生活节奏快，无暇顾及服药的都市白领，还是年龄大，记忆力差的老年人都是极大的优点。

由于 SSRIs 对其他递质影响小，因而与传统的三环类抗抑郁药物相比副作用小，患者易于耐受。与三环类抗抑郁药物相比，SSRIs 较少发生低血压、心脏传导阻滞、便秘、口干、排尿困难、过度镇静、谵妄、跌倒等不良反应。

371 SSRIs 有哪些胃肠道不良反应？

用药初期易引起恶心、呕吐、食欲不振等胃肠道反应，帕罗西汀胃肠道不良反应的发生率更是可高达 6.8%。但此种不良反应多数可随用药时间延长而逐渐减轻，患者切莫因此而自行停药。

372 为什么治疗抑郁症不能频繁换药？

抑郁症治疗不能因短期未见疗效而频繁换药。多数 SSRIs 需 2~4 周方能显效，可能是由于药物需要一定时间与受体结合所致。在此期间患者感觉不到症状的好转，而且有可能出现药物不良反应的表现，如口干、便秘、消化不良等。此时家属应鼓励患者坚持按医嘱服药，及时与医师沟通，达到正规治疗疗程（多为 6~8 周），若仍无效方可更换药物。

373 为什么治疗抑郁症时需要逐渐调整剂量？

在治疗初期，药物应从小剂量开始，逐渐增加剂量，这样可以减轻药物不良反应的发生，使患者更容易耐受药物治疗。在病情稳定后减少剂量的过程中也应逐渐减量。因长期服用 SSRIs 使脑内 5-HT 受体敏感性下降，若突然停药会使突触间隙中 5-HT 浓度下降，从而引起头晕、过度睡眠、精神错乱、梦境鲜明、神经敏感性增强、抑郁、恶心等戒断反应，称为"停药综合征"。故长期服用 SSRIs 的患者应在医师指导下，在一段时间内逐渐减少剂量，密切观察患者反应而逐渐停药。

374 维 A 酸类药物有什么作用？

维 A 酸类药物主要是维生素 A 酸的衍生物，主要影响骨的生长，有促进上皮细胞增生、分化、角质溶解等作用。此类药物被广泛用于治疗各种角化异常性皮肤病、光老化性皮肤病以及多种皮肤肿瘤。

截至目前，维 A 酸类药物共分为三代：第一代为维生素 A 的天然代谢产物全反式维 A 酸和异维 A 酸；第二代为芳香族维 A 酸和阿维 A 酯及其主要代谢产物阿维 A；第三代为多芳香族维 A 酸类药物。

375 维 A 酸类药物能治疗哪些皮肤病？

维 A 酸类药物可以快速、有效的治疗和控制许多皮肤疾病。其中，痤疮是其最佳适应证。在临床上，异维 A 酸便是口服维 A 酸类药物中可选用于治疗痤疮的药物之一，但由于其副作用较大，原则上仅推荐用于重型结节性囊肿性痤疮，并需遵照医嘱严格使用。除痤疮外，在银屑病、鱼鳞病、扁平疣等疾病的临床治疗的过程中，维 A 酸类药物也起到了十分重要的作用。如第二代单芳香维 A 酸类阿维 A 酯和阿维 A 在治疗严重银屑病方面取得了显著的疗效，尤其是治疗红皮病型银屑病及泛发型银屑病在短期内即可取得满意效果。而外用治疗扁平疣的药物当中，主要选用的便是全反式维 A 酸和阿达帕林。

同时，诸如皮肤肿瘤、皮肤光老化等较为少见的皮肤疾病，维 A 酸类药物也都有着不同程度的治疗和控制效果，为患者和医生提供了更多更快捷、有效的用药方案。

376　口服维 A 酸类药物有什么注意事项？

在口服维 A 酸类药物的过程中，则可能会出现心血管系统、代谢内分泌系统、呼吸系统、肌肉骨骼系统、泌尿生殖系统、精神神经系统、消化系统等身体各系统不良反应，但大多数为可逆的，在控制药物使用量、使用频率或停用后会逐渐恢复。由于不良反应的轻重与用药的剂量大小、疗程长短及个体耐受性都有关联，故请严格遵照医嘱使用口服维 A 酸类药物。如有严重或突发情况，请及时就医。此外，对于肝肾功能不全者、维生素 A 过量患者、高脂血症患者、孕妇、哺乳期妇女、儿童，禁用口服制剂。

377　外用维 A 酸类药物有什么注意事项？

在使用维 A 酸类药物治疗的过程中，其外用制剂还有以下几点需要特别注意：第一，不宜使用在皮肤皱褶部位，且不宜大面积使用，每日用量请严格遵照医嘱，每天总量不应超过 20g；第二，用药期间勿用其他可导致皮肤刺激及破损的药物、化妆品或清洁剂，以免加重皮肤反应、导致药物吸收增加引起系统不良反应；第三，由于日光可加重维 A 酸对皮肤的刺激，因此最宜在晚间及睡前应用，治疗过程应避免日晒，或采用遮光措施；第四，由于维 A 酸类药物可能引起严重刺激或脱屑，最好先采用浓度低的制剂，待耐受后再改用较高浓度的制剂，谨遵医嘱进行使用。

在外用维 A 酸类药物的过程中，可能会引起皮肤刺激症状，如灼感、红斑及脱屑，并可能令皮肤损伤更明显，但这表明药物正在起作用，而非病情加重。皮肤多半可适应及耐受，刺激现象可逐步消失。若刺激现象持续或加重，可在医生指导下及时采取间歇用药，或暂停用药等措施。

而皮肤破损处、湿疹样皮损、眼部及有皮肤上皮细胞肿瘤病史或家族史的患者、日光灼伤者，则禁用凝胶等外用制剂。

378 维 A 酸类药物与哪些药物有相互作用？

无论是使用外用还是口服维 A 酸类药物，均需注意与其他药物的相互作用，如抗生素类、四环素类、维生素 B_1、谷维素等，请在就医过程中务必向医生提供目前用药的种类和剂量，以便于医生在处方、治疗过程中对药物的不良相互作用进行提前有效的控制。而在使用维 A 酸类药物时，日常使用的肥皂、香波等清洁剂，脱毛剂、发蜡等有强烈干燥作用的化妆品，以及含香料或石灰的产品和其他对皮肤有刺激性的产品，则会令维 A 酸类药物进一步加剧对皮肤刺激和使皮肤干燥，所以在用药期间也请尽量避免使用。

379 二甲双胍是否可以用于减肥？

二甲双胍属于双胍类口服降糖药，适用于单用饮食和运动治疗不能获得良好控制的 2 型糖尿病患者。用二甲双胍不但有降血糖作用，还有减轻体重和缓解高胰岛素血症的效果。

不可否认的是，服用二甲双胍一段时间后，确实可以减轻部分人的体重，并且不会影响正常人的血糖值，也就是说单独使用，一般不会造成低血糖症状，在正常剂量下是十分安全的。这些就是很多人选择它作为减肥药的主要原因，但是它真的适合用于减肥吗？

肥胖的最主要原因是体内脂肪组织的堆积，造成脂肪和肌肉组织比例失调，体内脂肪过多体重上升。二甲双胍并不能减少体内脂肪组织的堆积，它仅仅增加肌肉内葡萄糖无氧代谢，减少葡萄糖对肌肉组织的能量供应。所以服用二甲双胍后虽然体重有所下降，但服用者有时会感到肌肉乏力、疲乏。

在实际应用中，要想达到理想的减肥效果必须大剂量服用二甲双胍，因此药物的副作用也尤为突显，大部分服药者会出现消化道反应，如腹泻、恶心、呕吐、腹胀、口腔异味等。长期服用还易造成乳酸积累，可发生乳酸中毒，出现恶心，呕吐、胸闷和呼吸急促等症状。另外，它可能会影响水溶性维生素的吸收，如维生素 B_{12} 和叶酸，可能造成贫血、毛细血管和周围神经损害，对微量元素钙、磷的吸收也有一定影响。

所以说二甲双胍这种药物对于治疗单用饮食和运动治疗不能获得良好控制的 2 型糖尿病患者的疗效是非常好的，但正常人用它作为减肥保健药物服用是不恰当的。

380 为什么使用抗痛风药需防皮疹？

别嘌醇为次黄嘌呤的异构体，可阻止次黄嘌呤和黄嘌呤代谢为尿酸，从而减少尿酸的生成，是目前唯一能抑制尿酸合成的药物，广泛用于治疗痛风和高尿酸血症。但是别嘌醇曾导致多例患者出现重症药疹，因此我们需要对别嘌醇导致的药疹引起足够的重视。药疹，也称为药物性皮炎，是药物导致的皮肤黏膜急性炎症性反应，重症可以损伤内脏，甚至可能导致死亡。

一般来说，别嘌醇引起的药疹多为轻型，多见的是瘙痒性丘疹或荨麻疹，范围有限，危害程度也较轻，一般采取对症处理措施即可，如外用炉甘石洗剂，口服氯雷他定片等抗过敏药物。在对症处理的同时，应咨询医师是否需要停药。如果对症处理无效，药疹反而有所加重时必须立即停药。在极个别的情况下，别嘌醇也会引起上面所说的重型药疹，可表现为全身大面积的皮疹或红斑，这种情况下需要立即停药，到医院皮肤科就诊。

药疹多数与患者的个人过敏体质相关，患者需要在就诊时详细告知医师自己的过敏史，避免再次使用过敏药物。自身是过敏体质或者处于高敏状态的患者一定要谨慎使用，使用时密切观察用药的反应。此外，还应避免不合理用药情况。如别嘌醇片不能控制痛风性关节炎的急性炎症症状，不能作为抗炎药使用，必须在痛风性关节炎的急性炎症症状消失后（一般发作后两周左右），才开始应用。有肾、肝功能损害者及老年人应谨慎使用别嘌醇，并应减少每日剂量。

381 胃不舒服能用吗丁啉（多潘立酮）吗？

"胃动力不足用吗丁啉"是大家所熟知的广告词。但 2014 年 3 月 7 日，欧洲药物管理局（EMA）在官网上发布信息，提示由于吗丁啉（多潘立酮）可能引起心脏相关风险，建议限用含多潘立酮的药物，且仅建议用多潘立酮来治疗恶心和呕吐，不再用来缓解腹胀、胃部不适等症状。

欧洲药品管理局药物警戒风险评估委员会（PRAC）根据多潘立酮的有效性和安全性数据认为，多潘立酮使患者出现严重心脏不良反应的发生率升高。如果患者为 60 岁以上的高龄人群，每日服用剂量超过 30mg，或存在与其他有心脏毒性药物合用、与减少多潘立酮代谢的药物合用的情况，出现严重心脏不良反应的风险更为显著。

虽然有这些严重的不良反应，但是只要限制其适应证和推荐剂量，缩短疗程，就可以降低其心脏不良反应的风险，患者可以继续服用多潘立酮。

382 如何正确使用多潘立酮？

欧洲药品管理局建议，只有患者出现恶心和呕吐时，才使用多潘立酮进行治疗，不再用来缓解腹胀、胃灼热等症状。成人及体重在 35 公斤以上的青少年，口服单次推荐剂量减少为 10mg，每日最多三次；体重在 35 公斤以下的青少年和儿童，口服单次推荐剂量为每公斤体重 0.25mg，每日最多三次。之前的推荐剂量为成人 20mg，青少年为每公斤体重 0.3~0.6mg，疗程不超过一周。从这里可以看出，多潘立酮的使用剂量和时间受到严格限制。

383 如何认识多潘立酮引起的严重心脏不良反应？

严重心脏不良反应主要指严重室性心律失常、QT 间期延长和扭转型室性心动过速。多潘立酮导致的此类不良反应在国内非常少见，截至 2012 年，文献报道仅有不到 10 例，考虑到该药使用人群的庞大，可以说心脏不良反应是多潘立酮非常罕见的不良反应。也正是由于其发生频率极低，国内对其认识尚待加强和提高。

目前在我国，多潘立酮（吗丁啉）属于非处方药物，不需要医师处方即可从药店买到。由于目前有多个厂家生产多潘立酮，除片剂外还有胶囊、混悬液、分散片和口腔崩解片等多种剂型，因此，除吗丁啉外，广大患者还需要加强对其他多潘立酮药物的认识。

384 哪些患者需慎用多潘立酮？

除了减少服用剂量，缩短疗程外，电解质明显紊乱的患者或有充血性心衰等基础心脏病的患者使用多潘立酮均应当慎重；服用多潘立酮期间如果出现心率异常或心律失常的症状或体征，如头晕、心悸、晕厥或痉挛，患者就应当立刻停用多潘立酮，去医院就诊。

385 "地平"类降压药会引起牙龈增生吗？

"地平"类降压药，学名称之为钙拮抗剂，是治疗高血压等心血管疾病的一类药物，目前常见的如硝苯地平、氨氯地平等，临床上应用非常普遍。不过，这类药可能引起牙龈增生，需要引起大家的注意。

硝苯地平是钙拮抗剂中导致牙龈增生作用最为肯定的药物，服药后2个月就有可能出现牙龈增生，随着用药时间的延长，发生率会进一步提高。其他钙拮抗剂如氨氯地平、维拉帕米等也有类似作用。

386 降压药物引起牙龈增生的表现有哪些？

牙龈增生的表现有牙龈表面出现小球状、乳头状突起，继之不断增生、增大并相连，甚至融合成一片，盖住部分牙面，使牙龈的外观有明显的变化，严重者可影响咀嚼功能。牙龈组织增生还将逐渐导致疼痛和牙齿变形，影响口腔卫生环境，尤其是老年患者口腔卫生维护能力较差，造成或加重牙龈炎症及牙周炎症。

387 用降压药出现牙龈增生怎么办？

　　如果在用药过程中发现了牙龈出现增生，首先可以选择停药，更换使用其他类别的降压药物。但是更换药物时需要在医师指导下完成，不然容易导致血压的波动。更换药物后，加强口腔卫生并用洗必泰溶液漱口，牙龈增生会在 1~2 个月后逐渐消退。有些患者由于自身疾病原因无法换药，就需要注意口腔卫生，定期清洁牙齿，消除牙石，刷牙时需要注意正确的刷牙方法，尽量避免刺激损伤牙龈，经常按摩牙龈组织。对于增生比较严重的患者，需要到口腔科采取牙周基础治疗措施，可以在较长时间内有效控制牙龈增生。对于炎症较重者，则可能需要口服抗生素治疗。

　　因此，服用钙拮抗剂的患者在日常生活中需要特别注意口腔卫生，只要严格控制牙齿的菌斑和牙龈炎症，就可以降低这种药物性牙龈增生的发病率和复发率，减轻病变程度。由于此类疾病男性发病率高于女性，因此服用钙拮抗剂的男性更需要注意定期进行口腔检查。

生 活 保 健 篇

388 为什么要设立国际洗手日？

10 月 15 日是"国际洗手日"，它是世界卫生组织（WHO）提倡确立的，旨在呼吁全世界养成洗手习惯，加强卫生意识，防止传染病的扩散。洗手是公共健康的基础，许多传染病的传播都与手部卫生有着密切的关系，双手是携带致病菌的重要媒介，人的一只手上大约沾附有 40 多万个细菌，通过洗手可以有效减少病菌感染。正确洗手是与健康同行的"忠实伴侣"，每个人都应该养成良好的洗手习惯。

389 您知道如何洗手吗？

洗手是指用普通肥皂（皂液）或抗菌皂液按照"六步法"揉搓 40~60 秒，流动水冲洗，去除手部皮肤污垢和部分暂居菌的过程。"六步法"具体过程可见洗手"六步法"。

390 洗手有什么讲究？

我们日常所指的洗手是可以分为"机械性去污洗手"和"化学性去污洗手"的。其中，单纯用肥皂或清洁剂洗手，可使皮肤表面脂肪乳化并使微生物悬浮于表面，再用水将它们冲洗掉去除污物，此过程为机械性去污；而若用含有消毒剂的手卫生产品洗手，则能杀死或抑制微生物生长繁殖，达到消毒灭菌的目的，这一过程称为化学性去污。我们平常选购的肥皂洗手液等琳琅满目的手卫生产品也是分别含有不同成分，

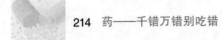
有不同的去污杀菌效果的。

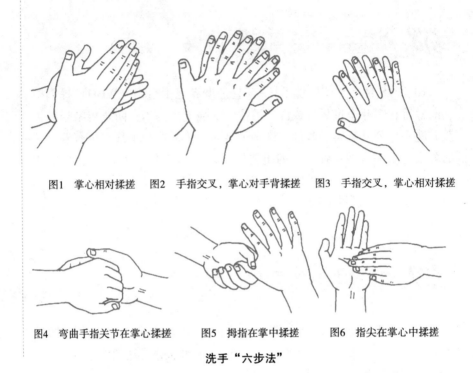

图1　掌心相对揉搓　　图2　手指交叉，掌心对手背揉搓　　图3　手指交叉，掌心相对揉搓

图4　弯曲手指关节在掌心揉搓　　图5　拇指在掌中揉搓　　图6　指尖在掌心中揉搓

洗手"六步法"

391 使用肥皂有什么讲究？

　　"机械性去污洗手"手卫生产品是以肥皂为主。肥皂是以清洁剂（表面活性剂）为基础含有脂肪酸与氢氧化钾或氢氧化钠的酯化物，现在市场中肥皂已有固体、纸状和液态皂液等多种产品。表面活性剂可以去除液体和黏附的污物及各种手上的生物体。其中普通肥皂可轻松的去除手上的多数暂居菌落，然而只有较少的抗菌作用，而在抗菌肥皂中则

添加了抗菌的成分，起到抑菌效果。

392　使用消毒液有什么讲究？

"化学性去污洗手"手卫生产品以手消毒液为主。手消毒液，如乙醇、洗必泰、碘伏等，用于手部皮肤消毒，以减少手部皮肤细菌，其抗菌活性主要是使蛋白质变性。我们常用的多为含有乙醇、丙醇和异丙醇或两种成分的复方制剂等醇类手消毒液。速干手消毒液是含有醇类和护肤成分的手消毒剂，有水剂、凝胶剂和泡沫型，又称免洗手消毒剂，使用后可快速干燥，不需要使用水冲洗。70%的乙醇和含有保湿剂的62%的乙醇泡沫产品可以有效减少手上甲肝病毒等微生物，但局限的是它们没有好的清洁效果。

393　如何选择肥皂和洗手液？

不同的情况下该选择使用哪种手卫生用品呢？WHO《卫生保健中手部卫生准则（最新草案）》中推荐，当手部沾有肉眼可见的或蛋白似的脏物、血液或其他液体时，或使用厕所后，应用肥皂和水洗手。如手部无可见的脏物，可直接使用乙醇类消毒剂来进行手部消毒。当使用乙醇类手部消毒剂时，则不要同时使用抗菌肥皂。另外需注意的是在服用药物和准备食物前，一定要养成用肥皂和水或消毒剂洗手的习惯。

394 通过洗手是否可以将手上的细菌全部杀灭呢？

洗手是不可以将手上的细菌全部杀灭的。因为手部皮肤上的细菌分为常居菌和暂居菌。常居菌是指皮肤上持久的固有寄居菌，不易被机械的摩擦清洗清除，如板状杆菌类、不动杆菌属等。此类细菌一般情况下不致病，而且还可以对抗外来微生物，在微生态中与致病菌竞争营养。暂居菌是指寄居在皮肤表层，常规洗手容易被清除的微生物，此类细菌在直接接触被污染的物体表面时可获得，可随时通过手接触传播，与感染密切相关。我们通过洗手可降低常居菌的数量和杀灭暂居菌，洗手应当适度，在保护皮肤常居菌和杀灭暂居菌两个目标中间找到一个平衡点。

395 洗手用水该如何选择？

洗手最佳水温应在 20~25℃之间。用水不应使用预先用热水器加热至 37℃的水，因为这种水通常容易被铜绿假单胞杆菌等污染，如需要用温水洗手，则应在使用前，现用热水和凉水混合。更需注意的是不要使用脸盆内的存水洗手，非流动水是细菌繁殖良好的"土壤"，不但不能减少手上的细菌量，还会适得其反，甚至传播致病微生物。

396 肥皂和洗手液该如何保存放置？

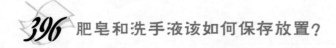

固体肥皂应保持清洁干燥，潮湿的肥皂可为不少细菌提供良好的繁

殖条件，因此最好用线绳将肥皂悬挂起来或应用多孔的皂盒并悬隔起来，以避免存水。我们家庭使用的皂液多放置于重复使用的皂液密闭容器中，最好不要在未用完的皂液中添加新的皂液，应在每次用完、对容器彻底清洁后再添加。

397 夏季出游需要准备什么药品？

夏天是一个热情奔放的季节，夏天也是旅游的好时节，喜爱旅游的我们，总是要在夏季"上山下海"的满处走走。由于我的职业是医院的药剂师，自然就成了家人、朋友们的保健医生了。根据我的实践经验和各类教科书的提示，因为夏季天气炎热，是各类疾病的高发期，外出旅游时要注意防病，所以，夏季出游除了携带晕车药等日常旅游必带的药品外，最好还要准备以下几种药品：

（1）**藿香正气水等防治中暑药品**　夏季温度高，中暑是最常见的病症之一，而外出旅游期间与太阳"亲密接触"的时间可能更长，加之旅途劳顿等因素，旅行者最易中暑。藿香正气水（软胶囊）用于外感风寒，内伤湿滞或夏伤暑湿所致的感冒，症见头痛昏重，呕吐泄泻等。

（2）**清凉油、风油精、花露水等防治蚊虫叮咬药品**　蚊虫增多也是夏季的特点，出门旅行应准备好防治蚊虫叮咬药品。如果一旦被叮咬了，用这些药涂抹在被叮咬处也能减缓痛痒。

（3）**诺氟沙星等治疗胃肠疾病的抗生素药品**　夏季食物容易腐烂变质，加之蚊虫多，传播渠道增多，同时旅游时饮食不规律等因素，各种肠道传染病极易出现，因此必须准备治疗肠胃炎的药品。

（4）**地衣芽孢杆菌（整肠生）等微生态制剂**　可用于治疗细菌或真菌引起的急慢性肠炎、腹泻，也可用于其他原因引起的胃肠道菌群失调的防治。

（5）**创可贴、碘酒等外伤类药品**　外出旅游不免发生磕碰事件，夏季伤口又容易感染，外伤类药品也是旅游必带之物。

398 夏季为什么多吃苦味食物？

夏季在一日三餐中，应注意多吃些苦味的食物。苦味的食物虽然味道上不是那么适口，不过却是暑日的健康食品。苦味食物中所含的生物碱具有消暑清热、促进血液循环、舒张血管等药理作用。三伏天里吃些苦瓜、苦菜，不但能清除人内心的烦恼、提神醒脑，而且可以增进食欲、健脾利胃。

399 夏季为什么要注意补充维生素？

高温季节，人体新陈代谢加快，容易缺乏各种维生素。此时，可以选择性的定量补充一些维生素，最好是食物补充，可以选择一些富含维生素和钙的食物，如西瓜、黄瓜、番茄、豆类及其制品、动物肝肾、虾皮等，也可以饮用一些果汁。

400 夏季为什么要注意补盐补钾？

夏天出汗多，体内丧失的盐分就比较多。所以要注意多吃些咸味的食物，以补充体内所丢失的盐分，达到身体所需的平衡。此外，出汗多也会导致体内的钾离子丧失过多，具体的症状是人体倦怠无力、食欲不振等。新鲜蔬菜和水果中含有较多的钾，因此可以酌情有控制地吃一些草莓、杏、荔枝、桃、李等水果，而蔬菜中的青菜、大葱、芹菜、毛豆等含钾也很丰富。茶叶中含有比较多的钾，夏天的时候多喝茶，既可以消暑，又能补钾，可谓一举两得。

401 暑天为什么宜清补？

夏天的饮食应该以清补、健脾、祛暑化湿为原则，应该选择具有清淡滋阴功效的食物，如鸭肉、鲫鱼、虾、瘦肉、食用蕈类（香菇、蘑菇、平菇、银耳等）、薏米等。

402 夏季为什么要注意多吃解暑药粥？

夏天不适合大补，夏天吃大补的食物容易让身体不舒服，所以羊肉不宜多吃，尤其是血压高的人。最好是多吃蔬菜，少吃油腻的食物，并注意多吃些可以清热降暑的食物，如绿豆粥、扁豆粥、荷叶粥、薄荷粥等"解暑药粥"。

403 夏季为什么要注意少吃凉食？

气候特别炎热的时候，适当地吃一些凉食或者喝一些冷饮会让人感觉身心舒适，还能起到一定的驱暑降温作用。但是，这些食物不宜吃得太多。凉粉、冷粥吃得太多就容易伤胃。而雪糕、冰激凌等是用牛奶、蛋粉、糖等制作而成，不可以食用过多，否则容易导致胃肠温度下降，引起不规则收缩，诱发腹痛、腹泻等症状。目前市场上的饮料品种很多，但是营养价值不高，还是少饮为好。如果喝多了冷饮还会损伤脾胃、影响食欲，甚至可能导致胃肠功能紊乱。

404　夏季为什么应该适度吃水果？

从营养学的角度来说，人体多种基本营养需求——碳水化合物、矿物质、蛋白质等，都不是单单依靠吃水果就能满足的，长期靠"水果化"生存，容易导致蛋白质摄入不足，对人体的内分泌系统、消化系统、免疫系统等都产生不利影响。有些年轻的朋友喜欢在夏天的时候光靠吃水果来减肥，其实不是很科学。光吃水果不但会导致很多疾病，而且因为大部分水果含糖量很充足，所以长期大量摄入，并不能达到减肥效果。

405　夏季为什么要注意避免生食水产品？

水产品的营养丰富且味道好，夏天生食口感也是一流的。不过，像炝虾、醉虾、醉蟹、咸蟹等海鲜食品，安全风险较大。因为海鲜中含有很多寄生物，未经高温消毒，吃了容易传染疾病。同时像蔬菜、水果这些食物生吃比较好，它们所含有的维生素、纤维素等营养元素不会缺失。但是生吃蔬菜水果时一定要洗干净，因为现在蔬菜、水果表皮大多残留农药。

406　为什么夏季容易食物中毒？

夏季气温升高，湿度大，适合各种致病微生物繁殖，食物易腐，再加上苍蝇叮爬，污染食物，如果人吃了被病菌或病菌毒素污染的食物，就可能引起食物中毒。熟食制品、凉菜、冷食等食品加工或贮存不当，极易引发食物中毒。一般来说，易导致食物中毒的食品以冷荤、凉菜、剩米饭和肉制品等为主，海鲜类食品、扁豆、新鲜腌制的咸菜也易出现这一问题。

 常见的食物中毒有哪几种类型？

我们常见的食物中毒有沙门氏菌属食物中毒、副溶血性弧菌食物中毒、葡萄球菌肠毒素食物中毒和肉毒梭菌食物中毒四种类型。

 夏季食物中毒怎么办？

食物中毒者最常见的症状是剧烈呕吐、腹泻，同时伴有中上腹部疼痛。食物中毒者常会因上吐下泻而出现脱水症状，如口干、眼窝下陷、皮肤弹性消失、肢体冰凉、脉搏细弱、血压降低，甚至可致休克。

食物中毒发生后，千万不要恐慌，可以立即饮用大量干净的水，对毒素进行稀释；用手指压迫咽喉，尽可能将胃里的食物吐出；同时也要将引起中毒的饮食进行有效处理，避免更多的人受害。

409 如何防止沙门菌属食物中毒？

这种食物中毒多发生于肉类食物，少数可见于蛋类、奶类。肉类食物发生的原因多为屠宰了带有沙门菌的病畜，或者屠宰后，肉、内脏被含有沙门菌的容器所污染；蛋类可因家禽带菌而污染；奶类污染则由带菌的牛羊而来。该菌存活期长，但是不耐高温，100℃立即死亡，若70℃，5分钟可被灭活。

410 如何防止副溶血性弧菌食物中毒？

这类食物中毒主要来源于海产品，海产品带菌率可高达90%或以上。弧菌是一种嗜盐的菌种，在无盐的环境中不能生长，而且该菌抵抗力弱，90℃、1分钟或者56℃、5分钟即可被杀死，并且对醋酸敏感，1%的食醋5分钟内即可被杀灭。

411 如何防止葡萄球菌肠毒素食物中毒？

葡萄球菌是自然界最普遍的菌类之一，健康人带菌可达20%～30%。在湿度、温度适中时，蛋白质及淀粉含量较多的食物均能产生肠毒素。因此，此种食物中毒多来自于奶油制品、蛋制品类，例如，奶油蛋糕、冰淇淋等。该菌的特点是极耐热，100℃，2小时都不能被完全杀灭。

因此，防止该类食物中毒应以预防为主。该病多见于夏秋季，应注意饮食卫生，不进食不洁净的食品，注意淀粉类、乳制品、鱼肉蛋等食品不宜常温长时间存放。

412 如何防止肉毒杆菌食物中毒？

肉毒杆菌广泛存在于自然界。其致病性在于其产生的神经麻痹毒素，即肉毒毒素。食物中毒主要来源于日常的腌制和发酵食物中的肉毒毒素。因为腌制或者发酵食物均在密闭容器进行，这是肉毒梭菌最易生长繁殖及产生毒素的环境。但是，肉毒毒素不耐热，100℃，10～20分钟即可被完全杀灭。

413 如何预防和处理食物中毒？

预防食物中毒的关键是确保食物中的细菌被全部杀灭，一定要做到加热彻底。一般来说，肉块不宜过重、过厚，海产品不宜生食，最好高温煮熟后再食用。

如果发生食物中毒，应及时采取催吐的方法：立即取 10g 食盐和 100ml 温水（比例为 1∶10），溶化后一次性喝下，如果不吐，可以多喝几次，促使患者迅速呕吐。也可用生姜 50g，切碎后放入 100ml 水中喝下（比例为 1∶2）。还有更为简单的方法，就是直接按压舌根部人为催吐，然后立即送往医院。

414 什么是脑卒中和小卒中？

脑卒中，俗称"中风"，又名"脑血管意外"；短暂性局部缺血发作，亦称小卒中，是由于流向大脑的血液暂时被中断而引发的。和大的中风不同，小卒中的症候从几秒到 24 小时不等。它极少引发永久性的神经损坏，但却常常是中风的前兆。

415 如何自我发现脑卒中？

由于脑卒中症状通常不明显、稍纵即逝，因此自身很难察觉，也容易被忽视。其实留心观察，您有可能发现如下症状：

（1）身体一侧的脸部、手臂或腿麻木或虚弱。

（2）一只或两只眼睛的视力障碍。

（3）走路困难，头晕或动作不协调。

（4）不明原因的严重头痛。

416 如何预防脑卒中？

像其他疾病一样，您可以用改变生活方式的办法来预防脑卒中，应注意以下几点：

（1）**养成良好的生活习惯**　戒烟、限酒、限盐，饮食结构搭配要合理，荤素互食，晚餐以清淡为主，并多吃含维生素的食物（如各种新鲜水果、蔬菜）。

（2）**保证足量饮水**　饮水不足会增高体内血液黏稠度，使囤积的废物难以排出。晨起空腹饮 1~2 杯白开水，则可降低血液的黏稠度，使血管扩张，有利于改善机体新陈代谢，减少血栓形成。

（3）**适当选择可预防血栓形成的食物**　如大蒜、洋葱、番茄、韭菜、芹菜、海带、紫菜、黑木耳、银耳、山楂、香瓜、木瓜、草莓、柠檬、葡萄、菠萝、鲑鱼、沙丁鱼等，对降低血黏稠度，减少血液中不正常凝块都有较好的防治作用。

（4）**适当参加体育锻炼**　体育锻炼可增加血液中的高密度脂蛋白，具有抗动脉硬化作用；还可提高血液中的纤维蛋白溶解酶的活性，防止血凝过高，起到溶解血栓的作用。

（5）**保持情绪的稳定**　情绪过于紧张，可引起血管痉挛，血压升高，血液变稠，从而影响人体正常血液循环，诱发血栓形成或血管破裂。因此，中老年人应做到开朗、乐观，使情绪保持相对稳定。

（6）**夜间起床时或早上起床时应做到三个"半分钟"**　即醒来后先静卧半分钟，床上坐半分钟，再让双脚在床沿下垂半分钟，再慢慢起身行走，这样可有效地避免脑血管意外的发生。

除了注意以上几点外，如感不适，还应该及时到医院就诊，遵从医生的医嘱，及时服用控制血压和改善血液黏稠度的相关药物，以避免脑血栓的发生。

417 为什么肾移植术后需要重视饮食？

肾移植是终末期肾病最有效的治疗方法，肾移植患者由于术前采取低蛋白饮食以及长期的血液透析，存在不同程度的营养不良。移植后长期使用免疫抑制剂，也不同程度影响机体代谢，引起低蛋白血症、高脂血症、糖尿病、高血压、电解质紊乱等，从而加重患者的营养不良状况。所以合理的饮食安排对肾移植患者尤为重要，不仅为肾移植患者提供良好的营养需求，也将极大提高肾移植患者的存活率。

418 肾移植术后饮食调理的原则是什么？

肾移植术后患者的家庭饮食调理基本原则是补充适量优质蛋白、低脂肪、低胆固醇、低糖、低盐、适当补充矿物质和维生素。

419 肾移植术后患者如何补充蛋白质？

对于肾移植术后蛋白质供给，应根据患者肾功能耐受情况综合考虑，保证既满足机体需求又不增加尚未恢复功能的移植肾的负担。肾移植术后早期增加蛋白质供给可最大限度地减轻激素引起的副反应，减少肌肉蛋白的消耗，每天摄入量为每千克体重 1.2~1.5 克。手术后 3 个月由于激素用量的减少，蛋白质的摄入量调整为成人每天摄入量为每千克体重 0.6~1.0 克，若移植后仍需透析治疗，可适当增加蛋白质需要量。优质蛋白主要是动物性蛋白，如鱼、蛋、奶、禽、瘦肉，应减少食用植物蛋白，如花生、大豆、豆制品，其代谢后会产生大量胺，增加肾脏负担。

420 肾移植术后患者饮食为什么要低脂和低胆固醇？

肾移植术后高脂血症发病率达 60%，引起术后患者出现高脂血症的原因很多，如皮质激素、免疫抑制剂的使用，移植肾功能不全，膳食因素等。所以术后患者饮食应清淡，以植物油为主，猪油、牛油等尽量少用，蛋黄每天不宜超过一个。南瓜、土豆、山芋和山药等有助于降低胆固醇。推荐使用鸡肉、鱼肉等"白肉类"，少食用牛、羊、猪肉等"红肉类"。忌油腻，不食用油炸食品，限制高胆固醇性食物，如动物内脏、蛋黄、蟹黄、鱼籽、猪蹄、肉皮、鸡皮等的摄入。

421 肾移植术后患者饮食为什么要低糖？

肾移植术后，由于糖皮质激素的使用常会引起糖代谢异常，还可引起胰岛素抵抗性糖尿病，加之其他营养物质的缺乏也可加重肾移植患者糖尿病的程度，个体差异也是重要因素之一，所以肾移植术后糖类摄入不宜过高，注意加强血糖监测。

422 肾移植术后患者如何补充矿物质和维生素？

肾移植术后易引起高血压、低钙高磷血症和高钾血症，因此，应严格限制钠和钾的摄入。虽然肾移植能纠正甲状旁腺激素、钙、磷以及维生素 D 代谢异常，但由于肾移植后皮质激素及免疫抑制剂治疗仍能加重骨病，降低小肠钙转换。因此，应适当口服一些钙剂，但高钙摄入会增加肾脏钙结石形成，一般成人肾移植术后营养推荐每天钙摄入量为800 毫克。肾移植术后需要增加含磷食品的摄入，磷摄入应根据临床检验结果。在鱼肉、骨头汤中富含磷，可适量补充。应多食各种新鲜蔬菜、水果满足各种维生素的需要。忌用提高免疫功能的食物如白木耳、黑木耳、香菇、鳖、红枣、蜂王浆等。

423 夏季为什么易发生心脏病？

人的心脏就像一台水泵，通过压力将血液输送到全身。重量仅半斤左右的心脏，每天泵出的血量就有 7 吨之多。为了保证心脏正常工作，需要足够的氧气、葡萄糖等能量物质。心脏本身所需的氧气和营养物质，主要是通过左右两侧冠状动脉来供应的。如果冠状动脉发生粥样硬化，管腔变窄或堵塞，心脏的血液供应量就会减少，从而产生一系列的临床表现，如胸闷、憋气、心慌、气短、头晕、心动过缓、心动过速，引起心绞痛、心肌梗死，甚至发生心跳停止而猝死。据临床研究证实，气温的变化与人体的健康有着重要联系，当气温超过33℃时，人体的新陈代谢会显著加快，对血液循环系统有很大影响；气温高于33℃的天气持续 3~4 天，城市居民中患心血管系统疾病的患者就开始增加，已经患病的病人病情也会加重。因此专家建议，在天气炎热时，要采取适当措施，防止心血管疾病的发生。特别是体弱的老年朋友，一定要留意气温的变化，并了解相应的医学常识，做好身体的保健。

424 夏季怎样预防心脏病？

（1）**动静适宜** 活动锻炼宜在较凉爽时进行，切忌在烈日下锻炼。活动强度要适量，时间不宜太长，以减少心脏负荷，降低心肌耗氧量，防止心肌缺血发作；当天气闷热、空气中湿度较大时，应减少户外活动。需要注意的是，心脑血管疾病患者不宜在早晨锻炼，容易发生意外。

（2）**防暑降温** 在室外活动或劳动时应戴遮阳帽并备足水，防止因周围血管扩张、血容量不足而使得冠状动脉供血减少、心肌缺血而诱发心绞痛。当天气闷热时，室内可以开启空调，但温度不要太低，时间不要太长，一般以 25℃ 左右为宜，这样既可以调节室内的温度，又可以减低室内空气的湿度，提高空气中氧气的含量。

（3）**起居有序** 由于暑热，晚间入睡较晚，早晨不宜过早起床，中午要适当休息，以补充睡眠不足。

（4）**调整用药** 在专科医生的指导下，对平时服用的治疗心脑血管病的药物做一些适当的调整；有心绞痛发作史的患者可预防性用药，如普萘洛尔（心得安）、硝酸异山梨酯（消心痛）、丹参片等。若外出旅行须随身携带硝酸甘油或亚硝酸异戊酯等抗心绞痛药物。

（5）**饮食清淡**　夏季人的消化道功能减退，食欲下降，饮食宜清淡，多吃一些新鲜蔬菜、水果、黑木耳、豆制品等，可适当吃一些瘦肉、鱼类，尽量少吃过于油腻或高脂肪食物。饭菜不宜过咸，食盐过多会使血压升高。

（6）**注意补水**　不要等渴了才喝水，要多喝凉开水，及时补充水分，也可以喝一些淡盐水。最好在睡前半小时、半夜醒来及清晨起床后都喝一些开水。如有条件可以常喝如绿豆汤、莲子汤、百合汤、菊花茶、荷叶茶等饮料，既可补充水分，又能清热解暑，少喝含咖啡因的饮料。

（7）**稳定情绪**　人体的中枢神经系统指挥人的一切，当过分激动、紧张，特别是大喜大悲大怒时，由于中枢神经的应激反应，可使小动脉血管异常收缩，导致血压上升、心跳加快、心肌收缩增强，使冠心病患者缺血、缺氧，从而诱发心绞痛或心肌梗死。应尽量避免过度紧张、激动、焦虑、抑郁等不良刺激，避免参加炒股、搓麻等刺激性较强的活动。只有心理平衡才能生理平衡，各脏器功能正常，血流通畅，就会远离心梗的威胁。

（8）**忌烟限酒**　研究表明，吸烟者冠心病的发病率比不吸烟者高3倍。此外，常饮烈性酒，可因酒精中毒导致心脏病和高脂血症。过多的乙醇还可使心脏耗氧量增多，加重冠心病。可以适当饮用一些葡萄酒，但每日不超过100ml。

（9）**大便通畅**　大便秘结，排便过度用力，可使心肌耗氧量急剧升高，极易诱发心绞痛。要养成定时排便的习惯，多吃粗纤维的蔬菜和水果，如芹菜、苹果等，适当进食粗粮也有利于通便。

（10）**控制体重**　许多慢性疾病都与肥胖有关，如高血压、高血脂、糖尿病等。要注意控制体重，减少食物的总热能卡。冠心病患者不宜过多饱食，过饱不仅易导致身体发胖，而且可以直接压迫心脏，加重心脏负担，导致心血管痉挛，甚至发生心绞痛和急性心肌梗死。

425 什么是维生素？

维生素，又被称为维他命，是人体为了维持正常的生理功能而必需从食物中获得的一类微量物质的总称，在人体生长、代谢、发育过程中发挥着重要的作用。一旦缺乏就会引发相应的维生素缺乏症，对人体健康造成损害。虽然食用新鲜蔬菜和水果是最简单而安全的补充维生素的方法，但是繁忙的都市生活使人们觉得服用维生素药物更简单、省事，更有一些人认为维生素可以延缓衰老，降低胆固醇，有助于减肥、排出体内毒素，从而大量服用维生素。殊不知过犹不及，过多摄入维生素不但不会保证营养的均衡，反而会给身体带来意想不到的危险。

426 维生素分为哪些种类？

维生素根据性质的不同，可分为水溶性维生素和脂溶性维生素。脂溶性维生素包括维生素 A、维生素 D、维生素 E、维生素 K，不易排出体外，长期过量使用容易在体内蓄积发生中毒。水溶性维生素易溶于水，服用过量容易从尿中排出，不易中毒，但是大量摄入仍然会引起各种不良反应。

427 维生素 A 的功能是什么，过量有哪些危害？

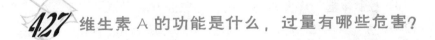

维生素 A 对维持视觉、骨骼生长及皮肤的功能起着重要作用，正常成人每天的维生素 A 最低需要量约为 3500 国际单位，儿童根据年龄

不同，为 2000~2500 国际单位，哺乳期妇女可适当增加到 6000 国际单位。日常饮食中，蛋黄、鱼肝油、动物肝脏、深绿色或深黄色蔬菜及水果中含维生素 A 较为丰富。

维生素 A 如在体内大量蓄积，可能发生骨骼脱钙、关节疼痛、皮肤干燥、食欲减退等中毒症状。儿童一次用量超过 30 万国际单位，成人超过 100 万国际单位，即可引起急性中毒，症状表现为异常激动、头晕、嗜睡、严重头痛、呕吐、腹泻、脱皮（特别是嘴唇和手掌），婴儿会出现颅内压增高，导致前囟宽而隆起、惊厥、呕吐，还可能出现脑积水。成人若每日服用 10 万国际单位，连续服用超过 6 个月，可导致慢性中毒，表现为骨关节疼痛、颅内压升高、过度兴奋、头痛、呕吐、厌食等。

428 维生素 D 的功能是什么，过量有哪些危害？

维生素 D 可促进人体对钙的吸收，对骨骼功能起着重要作用，可用于预防并治疗佝偻病、骨质软化和骨质疏松。日常饮食中，鱼肝油、肝脏、蛋黄、牛奶中富含维生素 D。此外，适当的光照有利于人体内内源性维生素 D 的合成。青少年、孕妇和哺乳期妇女每日需要量约为 400~800 国际单位。

长期大量口服维生素 D，可导致慢性中毒，表现为眩晕、恶心、呕吐、高血压、骨痛，严重中毒时则会导致肾衰竭，软组织和血管钙化。如果孕妇长期大量服用，则会引起高钙血症，使婴儿智力低下。儿童过量服用则可能导致生长发育停止。

429 维生素 E 的功能是什么，过量有哪些危害？

维生素 E 又被称为生育酚，与生殖功能相关。日常饮食摄入主要来自于植物油、绿色蔬菜、豆类、肉类。一般正常饮食即可提供每日所需量。长期超量服用维生素 E，每日用量超过 300mg，可能导致高血压、荨麻疹；每日用量 400~800mg，可导致胃肠功能紊乱、眩晕、乳腺肿大、视物模糊、头痛、头晕、妇女月经过多或闭经；每日用量超过 800mg，可影响内分泌功能、性功能、免疫功能，导致血小板聚集，形成血栓。

430 维生素 K 的功能是什么，过量有哪些危害？

维生素 K 与体内凝血功能相关，人体每日需要量很少，绿叶蔬菜中富含维生素 K，一般成人不需要额外补充，但新生儿较易缺乏，可能需要补充适量的维生素 K。但是需要提醒注意的是，若使用维生素 K 剂量较大，早产儿或低体重儿容易出现黄疸、高胆红素血症和溶血性贫血。

431 B 族维生素过量有哪些危害？

B_1 过量可导致心悸、失眠、烦躁不安、高血压、皮疹和过敏；B_2 过量会导致恶心、呕吐、乏力、贫血、低血压、尿液变黄；B_6 如果每日服用超过 200mg，持续一个月，即可导致维生素 B_6 依赖综合征，孕妇超量服用，会导致婴儿出现维生素 B_6 依赖综合征；如果每天服用 2～6g B_6，几个月可出现严重的周围神经炎，表现为神经感觉异常、步态不稳、手足麻木等。

432 维生素 C 的功能是什么，过量有哪些危害？

维生素 C 又被称为抗坏血酸，适量的补充维生素 C 可抵抗自由基，对抗感冒。但是大量使用会引起腹泻、泌尿系统结石、诱发痛风、胃溃疡加重。每日 2～3g 长期使用，停药后会引起维生素 C 缺乏症。孕妇连续大量服用维生素 C，会使胎儿产生依赖性。

433 哪些人需要补充维生素？

一般来说，只要饮食平衡，即可满足每日所需要的维生素，无需额外补充。但是，在实际生活中，由于食物烹饪、饮食习惯等原因，一些特定的人群，如儿童、饮食不规律者、减肥者、素食者、孕妇、饮食受限的老年人、食物过精过细的人等，可以适当补充维生素。但是千万不可把维生素类药物当作补品而盲目过量服用，必要时要在医生指导下服用。为了您和家人的健康，请勿滥用维生素类药物！

附录：

世界卫生组织公布母亲和儿童首选药物名单

改善孕产妇和儿童健康是全球关注的焦点。据估计，每年约有 810 万 5 岁以下儿童死亡，每天有 1 000 名孕妇（其中大多数在发展中国家）因并发症死亡。多数人经过简单的救治和便宜的药物治疗就可恢复，但是这些地区往往缺医少药。

母亲和儿童的首选药物名单是由世界卫生组织、联合国人口基金会和联合国儿童基金会制定的，以帮助各个国家和地区进行药物选择，最大限度地降低孕产妇、新生儿和儿童发病率和死亡率。

1. 母亲的首选药物

（1）**产后出血**　产科出血是导致产妇死亡的主要原因，每年约有 12.7 万名产妇因产科出血而死亡。产科出血以产后出血最常见。研究表明，在发展中国家产后出血死亡占孕妇死亡原因的 50%。首选药物：①催产素：10IU/ml 安瓿；②氯化钠：0.9% 注射液或复方乳酸钠溶液（乳酸林格液）。

（2）**重度先兆子痫和子痫**　先兆子痫和子痫是发展中国家孕妇的主要健康问题。全球每年大约有 50 万名孕妇因子痫死亡。首选药物：①葡萄糖酸钙注射液（用于治疗镁中毒）：100mg/ml；②硫酸镁注射液：500mg/ml。

（3）**产妇败血症**　孕产妇流产或分娩后的感染是一个主要的死亡原因。在发展中国家所有孕产妇死亡案例中，高达 15% 是与不安全流产有关的脓毒血症所导致的。而不安全的人工流产又多数发生在发展中国家。首选药物：①氨苄青霉注射用粉剂；②庆大霉素注射液；③甲硝唑注射液；④米索前列醇片。

（4）**性传播疾病**　每天有近百万人感染包括人类免疫缺陷病毒（HIV）等性传播疾病。性传播疾病是导致孕产妇死亡的第二重要原因。感染的结果包括急性症状，慢性感染，严重的迟发症状如不孕、异位妊娠、宫颈癌、婴儿和成人的过早死亡。很多性传播感染影响妊娠结果并

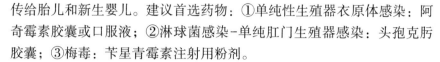

传给胎儿和新生婴儿。建议首选药物：①单纯性生殖器衣原体感染：阿奇霉素胶囊或口服液；②淋球菌感染－单纯肛门生殖器感染：头孢克肟胶囊；③梅毒：苄星青霉素注射用粉剂。

（5）**早产**　早产的发病率约为6%~7%。无论是在发达国家还是发展中国家，早产都是新生儿死亡的主要原因，约占新生儿死亡的24%。建议首选药物：①倍他米松：注射用倍他米松磷酸钠或醋酸倍他米松或地塞米松磷酸盐；②硝苯地平速释胶囊。

2. 5岁以下儿童的首选药物

（1）**肺炎**　肺炎是造成儿童死亡的最大单一因素，全世界每年约有160万5岁以下儿童死于肺炎，占5岁以下儿童所有死亡病例的18%。首选药物：①阿莫西林；②氨苄青霉素注射用粉剂；③头孢曲松钠注射用粉剂；④庆大霉素注射液；⑤氧：医用气体；⑥普鲁卡因青霉素注射用粉剂。

（2）**腹泻**　腹泻是导致5岁以下儿童死亡的第二大原因，是造成儿童营养不良的主要原因，每年有超过130万儿童因腹泻死亡。首选药物：①口服补液盐（ORS）；②锌。

（3）**疟疾**　在非洲每45秒就有一名儿童死于疟疾。2008年全世界疟疾发病例数为2.47亿人，其中近百万人死亡（大多是生活在非洲的儿童）。首选药物：①青蒿素联合疗法（ACT）：参照2010年世界卫生组织治疗指南；②青蒿琥酯：直肠和注射剂型。

（4）**新生儿败血症**　全世界每年有360万左右的新生儿死亡，其中多达1/4是由于严重感染，约52.8万名新生儿死于单纯的败血症。首选药物：①头孢曲松钠注射用粉剂；②庆大霉素注射液；③普鲁卡因青霉素注射用粉剂。

（5）**人类免疫缺陷病毒（HIV）**　截至2008年底，约有210万儿童感染艾滋病毒，其中180万在撒哈拉以南非洲地区，大多数是母婴传播所致。如果没有有效的治疗，估计有1/3的感染婴儿将在1岁死亡，另有1/2将在2岁死亡。首选药物：第一线抗逆转录病毒治疗的标准方案：拉米夫定+齐多夫定+奈韦拉平片剂。对于特定人群的治疗，可参考最新的WHO指南。

（6）**维生素 A 缺乏症**　维生素 A 缺乏是公认的易患严重麻疹的危险因素。2008 年约有 16.4 万人死于麻疹，其中多数是 5 岁以下儿童。首选药物：维生素 A。

（7）**姑息治疗和疼痛**　虽然有多种手段来缓解剧烈疼痛，但对于儿童的效果很有限。首选药物：①吗啡（颗粒剂、注射剂、口服液、口服固体制剂）；②扑热息痛口服固体制剂。

3. 其他为了儿童的健康和生存可以使用的药物

为了儿童的健康和生存可以使用的药物，但是需要进一步研究和完善。

（1）**肺结核**　首选药物：①乙胺丁醇：每日 20mg/kg（每日 15～25mg/kg）；②利福平：每日 15mg/kg（每日 10～20mg/kg）；③异烟肼：每日 10mg/kg（每日 10～15mg/kg）；④吡嗪酰胺：每日 35mg/kg（每日 30～40mg/kg）。

（2）**艾滋病、结核病的预防和卡氏肺孢子虫肺炎**　首选药物：①异烟肼；②复方新诺明。

（3）**新生儿护理及呼吸暂停**　首选药物：柠檬酸咖啡因：液体 20mg/ml。

（4）**脐带护理**　首选药物：4% 葡萄糖酸氯己定溶液。

（5）**维生素 K 缺乏症**　首选药物：维生素 K。